改訂3版

薬と精神症状

産業医科大学名誉教授 阿部 和彦

株式会社 新興医学出版社

はじめに

　薬物療法を受けている患者の診療では，肝，腎，血液系などへの副作用には細心の注意が払われても脳への影響は見過されていることがある。後者がまれであることもあって，どのような精神状態や行動の変化として現われるのか，一般的に充分認識されていないことも一因であろう。幸にして，治療に用いられている薬のうち，脳に対して影響を与えうるものは限られているし，影響は出現しても可逆的，すなわち薬をやめれば消失するが，軽視するわけにはいかない。薬が原因で起こった症状ならばその薬の服用を中止または減量しないかぎり，治る見込みはきわめて少ない。つまり，医師がそれに気づくことが患者の将来を左右する。

　この本は身体疾患や精神疾患の治療に用いられるごくありふれた薬が，不幸にして患者の行動や精神状態に悪影響を及ぼしたケースの物語である。内容はもともと私が自分のメモとしてつけていた診療日誌から若い医師に参考になると思った箇所を選んだ。登場する患者はすべて私が診療した人々であり，その際の薬の量や症状出現の状況を具体的に述べ，それをどのように考えたかを記載した。したがって，中心になっているのは実話であり，物語として読みやすいと思う。しかし，実話だけであれば，この本でとりあげたテーマについて研究しようと思う読者や，私の考え方に疑問をもたれる方にとってはものたりないものになる。この点を補うために，診療の際に私が参考にした文献の展望をつけ加え，巻末には文献のリストをつけて参考に供した。

　長い臨床経験をもった医師ならばこの本に登場する薬はどれも臨床上有用な薬であることに異論はないと思う。しかし一定の条件（患者の年齢，素質，疾患の有無，使用量および併用薬など）のもとでは行動や精神面に影響を与えうるのである。例えば，薬を代謝する酵素の型は遺伝で決定され，人によって異なる場合があり，これがその薬の血中濃度を大きく左右する。その上，薬によっては血中濃度が同じでも，それに対する中枢神経の反応の個人差が大きい。この本の最初の章はこのあたりの説明である。

さて薬物の副作用のうち精神科医が最もよく遭遇するものは薬物による幻覚であるが，つづく4章で典型的な場合の特徴（第2章）と若干の薬物での症状（第2～第5章）について説明した。次に多い副作用としてはアカシジア，つまりじっと坐っておれず落ち付きがない状態で，内科で使用される薬の中ではメトクロプラミド，プロクロルペラジンなど制吐作用を持つ薬物で起こることがあるが（第6章，第7章），不安や焦燥とまぎらわしい。アカシジアの原因として最も多いのは抗精神病薬であり，精神症状の悪化を伴うこともある（第7章，1）。ここまでに登場する薬物のうち，β遮断剤，H_2拮抗剤，メトクロプラミドなどは高齢者が長期間服用すると気分が沈むことがある。この点にも注意して読んでいただきたい。

　一方，入院中の高齢者が急にぼけてきたと家族が感じた場合，H_1やH_2拮抗剤，ステロイド，抗腫瘍剤，ベンゾジアゼピン系薬物などが投与されていれば薬による意識レベル低下の可能性も一応考えるべきである。意識のレベルが下がれば，患者自身への危険が増加するだけではない。点滴やドレーンの管を引き抜くなどの行動のため，付き添いが必要となれば，家族が仕事を休むなど，家族の負担も増加する。

　急激な不安状態も薬と関係があることがある。例えば長期間ベンゾジアゼピン系薬物を服用した後，急にやめた場合などである（第9章）。ベンゾジアゼピン系薬物は一般的によく使われているが，使い方によっては精神状態に予期せぬ結果を招くことになる（第8章）。一方，ある種の症状は薬以外の治療法による方が速やかに回復することがある。このような事も間接的には副作用の防止につながるので，この本に含む事にした（第10章）。第11章は抗けいれん剤が行動に及ぼす影響の例である。最後の章には，精神症状が薬によるものとの疑いをもった場合の注意について述べた。文献に記載されている症状が薬の使用開始後に出現した場合，その薬を疑うのは重要であるが，薬を減量または中止してやがて（薬によっては2週間位を要するが）症状が消失することを確認するまでは，薬のせいであると断定すべきではない。医師は長い目でみた患者の幸せを念頭において行動すべきであり，かかりつけの医師と患者との信頼関係を傷つけないよう注意すべきである。

　本書の第2版からは既に7年が経過し，その間に新しく市場に出た薬物による副作用も発表され，以前から使用されている薬物による副作用に関する

報告も増加し，この方面の知識は充実してきた。一方，幻覚や妄想の治療に用いられる抗精神病薬も，稀ではあるが，幻覚や錯覚などの一過性の精神症状を起こし得ることもわかってきた。これについては第7章，6，7で述べた。オランザピンやクエチアピンのように錐体外路症状を起こし難い新規抗精神病薬（novel antipsychotic）も使用されるようになったが，これらの薬物の特徴や使用上注意すべき点について第7章，8に記載した。また，精神分裂病という病名は日本精神神経学会の決議により，統合失調症に変更され，既に後者が一般に使用されているので，本書でも後者の病名を用いた。今回このような進歩を取り入れて本書を改訂し，自験例もつけ加えて臨床像をより具体的にわかりやすく描写するようつとめた。

　薬による精神症状が最も出やすいのは高齢者である。高齢者が増加しつつある現在，この方面の知識は精神科医のみならず医師一般にとって重要であろう。

　もともと私は，この本に登場するような患者さんを診察する可能性がある医師，特に精神科で研修中の方々の参考にと思ってこの本を書いた。しかし，精神科を受診して原因が発見されることも大切であるが，受診以前に発見されればなおよい。この本は精神科の知識がなくても理解できるように書いたので，内科や小児科の先生方にも読んでいただきたい。

　この本に登場する症例の診断などについては産業医科大学精神医学教室の諸氏の助言，示唆を得た。また原稿の清書，文献の整理は砥上啓子氏，岡野千枝氏，長嶺恵子氏の協力を得た。ここに心から感謝の意を表したい。

目　次

はじめに …………………………………………………………… i

第1章　薬物の代謝と副作用の個人差 ………………………… 1

第2章　薬による幻覚（1）……………………………………… 4
　　　　鎮痛剤ブプレノルフィン，β-遮断剤，薬による幻覚の特徴

第3章　薬による幻覚（2）……………………………………… 9
　　　　副腎皮質ホルモン

第4章　抗パーキンソン剤，抗コリン剤，抗うつ薬，抗結核剤，
　　　　インターフェロンなど ……………………………………12

第5章　「胃の薬」と症状（1）…………………………………19
　　　　H_2 および H_1 拮抗剤
　　　　　1．H_2 受容体拮抗剤 …………………………………19
　　　　　2．H_1 受容体拮抗剤 …………………………………21

第6章　「胃の薬」と症状（2）…………………………………24
　　　　ロートエキスとメトクロプラミド

第7章　「じっと坐っておれない」話 …………………………29
　　　　抗精神病薬の副作用
　　　　　1．アカシジア …………………………………………29
　　　　　2．体温調節障害 ………………………………………36

　　　　　3. ジストニアと不随意運動 ………………………… 37
　　　　　4. トゥレット症候群と遅発性ジストニア ………… 39
　　　　　5. メージュ症候群 …………………………………… 41
　　　　　6. 眼球上転発作に伴う一過性の精神症状 ………… 43
　　　　　7. 眼球上転発作を伴わず，周期的に起こる一過性の
　　　　　　　精神症状 …………………………………………… 44
　　　　　8. 新規抗精神病薬について ………………………… 45

第8章　ベンゾジアゼピン系薬物 …………………………………… 47
　　　　　行動に及ぼすまれな副作用と高齢者に処方する際の注意

第9章　ベンゾジアゼピン系薬物の離脱症状 ……………………… 52
　　　　　1. せん妄 ……………………………………………… 53
　　　　　2. ミオクローヌス ………………………………… 56
　　　　　3. 高齢者の場合 …………………………………… 57

第10章　ベンゾジアゼピン系薬物の使用を控える話 …………… 64
　　　　　コーヒーの飲みすぎ，息の吸いすぎ，トイレに行きすぎに注意

第11章　抗てんかん剤でイライラ，興奮が起こる話 …………… 70
　　　　　1. フェノバルビタール，プリミドンと
　　　　　　　イライラ，興奮について ……………………… 70
　　　　　2. バルプロ酸 ……………………………………… 72
　　　　　3. カルバマゼピンの静穏作用 …………………… 74
　　　　　4. 抗てんかん剤服用中に発生した精神病様状態 …… 74

第12章　薬が原因ではないかと疑ったら ………………………… 79
　　　　　薬が原因で起こった症状の治療

おわりに …………………………………………………83

文献 ……………………………………………………85

索引 ……………………………………………………101

第1章 薬物の代謝と副作用の個人差

薬を服用した場合その薬が体液の中でどのような濃度になりそれがどのように持続,推移するかは,その薬物を代謝する酵素の型,年齢,体重その他さまざまな因子の影響をうける。薬物を代謝する酵素は遺伝的な個人差があり(酵素の多型性),薬物の血中濃度の推移が一卵性双生児ではほぼ一致する[83]のは,この酵素が二人とも同じ型であることが主な原因である。代謝に関与する酵素の個人差をまざまざと見せつけられる身近な例としては,酒を飲んだ時に顔が真赤になる人(flusher)とそうでない人(non-flusher)との差があり,後者に比べて前者では血中のアセトアルデヒドの濃度が高い[30]。エチル・アルコールは下に示すように肝でアセトアルデヒドに,更には醋酸へと代謝される。

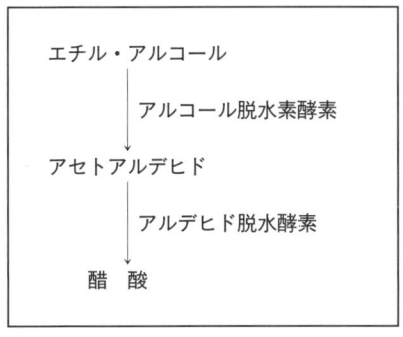

アルデヒド脱水素酵素には多型性があり[31],日本人の約半数は肝ミトコンドリアでの活性が低い型に属するが,これが血中のアセトアルデヒドの上昇,

その結果として顔が赤くなったり、酔いの不快な症状が出現する原因と考えられている。ヨーロッパ人ではこの酵素の型は少なく、顔が赤くなる人は少ないわけである。この酵素の型は優性遺伝で親から子へ伝わることがわかっている。アルデヒド脱水素酵素とは逆に東洋人で低活性が少ないものとしては、アドレナリン作用遮断薬デブリソキンの水酸化があり、この酵素（CYP2D6）の低活性型は常染色体劣性遺伝によるもので[90]、東洋人の1％程度、ヨーロッパ人ではこれに比べて高く7％前後を占めている。しかし、人口の大部分を占める高活性型の人々の活性を比較するとヨーロッパ人の活性が高く[128]、低活性型の人々を含めた全体としての平均でも東洋人の方が低くなる。β-遮断剤[91,92]、三環系抗うつ剤[127]および一部のフェノチアジン系薬物も同じ酵素で代謝されるため、デブリソキンの水酸化酵素が低活性の人はこれらの薬物の血中濃度が高くなり、副作用も出やすいことになる。したがって、β-遮断剤、三環系抗うつ剤と一部のフェノチアジン系薬物の適量は個人で著明な差があるばかりでなく、東洋人と白人の間でも平均で比較すれば差があることを充分考慮すべきであろう。

このような酵素の個人差は抗結核剤として使用されていたイソニアジドの副作用が出やすい人と出にくい人との差の研究によって1960年頃から解明がはじまった。副作用が出やすい人ではこの薬物を代謝する酵素活性が低いために高い血中濃度となること[62]、また低活性は常染色体劣性遺伝性を示すことがわかってきた。このような遺伝的な個人差は、さまざまな酵素についていえることで、例えば既に述べたように三環系抗うつ剤の代謝についても個人差が著明である。

酵素の活性は併用する薬物によっても影響をうける。例えば、バルビタール系薬物やカルバマゼピンは薬物の代謝酵素の活性を全般的に増加させるので、併用によりフェニトインや抗精神病薬の血中濃度を低下させる。

一方、特定の代謝酵素を阻害する薬物もある。抗うつ薬のSSRI（選択的セロトニン再取込阻害薬）はこのような作用をもっているものが多い。そのうちの一つ、パロキセチンはCYP2D6を阻害するので、この酵素によって代謝される薬物、すなわち抗精神病薬や、イミプラミンなどの三環系抗うつ薬の血中濃度を上昇させる。同じSSRIのフルボキサミンは上記のCYP2D6の他、CYP3A4も阻害する。後者は、クロナゼパム、ジアゼパム、

トリアゾラムなどいくつかのベンゾジアゼピン系薬物の代謝に関与しているので，併用されていれば，これらの薬物の血中濃度を高めることになる。

　フェノチアジン系薬物やハロペリドールもCYP2D6の酵素活性を低下させるので，三環系抗うつ薬が併用されていれば，その血中濃度をたかめ，二種の抗精神病薬の併用では，お互いの血中濃度を高める場合が多い。また，喫煙はCYP1A2の活性を高めるのでオランザピンおよび一部の抗うつ薬の血中濃度を低下させる。したがって，このように代謝酵素の活性に影響する薬物については，添付文書や日本医薬品集などに記載されている相互作用に注意すべきである。

　血中濃度の推移に影響を与える他の要因としては体重の他に**年齢**がある。薬物による精神症状の報告例も60歳以上がかなりの割合を占めるので，**高齢者では薬物による症状の可能性に特に注意す**べきであろう。高齢者では腎機能の低下その他の原因で血中濃度が高く推移する場合が多い。したがって高齢者では副作用が出やすく，70歳以上の患者には成人の薬用量をそのまま用いず，年齢を考慮して量を減らした方がよい。最近では抗てんかん薬をはじめ，種々の薬について血中濃度の測定により個人に適した薬用量を決定するという方法が普及しつつあるのは，診療上の大きな進歩といえる。

　しかし血中濃度が同じであっても副作用が同程度とはかぎらない。特定の薬物に対する中枢神経系の感受性には個人差があるが，代謝に関与する酵素と関係ない遺伝要因による場合もある。例えばアンフェタミンによる興奮が行動に現れる程度は血中濃度とは相関を示さないが，興奮の程度は一卵性双生児ではほぼ同様であり，遺伝要因の関与を示している[93]。

　以上述べたようなさまざまな要因により，個人に適した薬の量はかなりの差が予想されるし，同じような量を用いても副作用の種類や度合が異なるのは当然である。

　ヒトゲノム解析が進み，種々の薬の副作用や効果とDNAの塩基配列との関連が解明されれば，個人のDNA情報と（肝，腎機能等を含む）特定の検査所見から，どの薬がその人に適しているか，適量はどの位かなど，その人の体質に適した治療を予め推定できるようになるかもしれない。しかし現在の医療で，副作用としての精神症状を見逃さないためには，まれな副作用まで知っておく方がよいという事になる。

第2章　薬による幻覚（1）

鎮痛剤ブプレノルフィン，β-遮断剤，薬による幻覚の特徴

　薬による幻覚は次のような現れ方をする場合がかなり多い。まず睡眠障害が起こり，恐ろしい夢をみるようになる。そのうちに夜間に幻視がまず現れるが，入眠時または覚醒したばかりのうとうとした時期に多く，幻聴がそれに加わる。薬を減量しなければ睡眠障害は進行し，昼間も幻視や幻聴が起こるようになり，患者の行動が病的体験によって左右される。薬を中止しても何日間か幻覚が続くが，睡眠の改善とともに消失する。次はそのような例である。

　70歳，男性。膀胱癌の術後で昭和62年3月30日からUFT 300 mg/日とアスピリン1 g/日が処方されていた。癌による腰痛が激しく，62年8月26日より入院。8月28日よりカルボカイン5 cc（50 mg）とブプレノルフィン（レペタン）1 cc（0.2 mg）の硬膜外注入をうけるようになった。8月30日頃から夜になると白い煙のようなものが立ちのぼり，眠りがけのうとうとした時に声が聞こえるようになった。声は自分の娘婿の声で自分が窃盗をしたなどの悪口，また医師の声で「いい気持にさせてあげる」と聞こえたと言う。夜は恐い夢をみるようになり，短時間しか眠れなくなった。

　9月1日の深夜から9月2日の早朝にかけて息子の声が聞こえている，息子が来ているはずだと看護婦にしつこく言う。9月3日になるとまた昼間でも息子など知っている人の声が聞こえてくるようになった。夜は白い煙が立ちのぼるだけではなく，変な臭いがするようになった。探しても誰もいないのでやっぱり自分の錯覚であった。昼間でも眠気がするが音がするとすぐ目が醒めると看護婦に報告している。多弁になってきた。午後10時には手か

ら白い湯気が立ちのぼると主治医に言っている。

　このため9月4日精神科受診。見当識正常，100-7，93-7などはできるが，間違いが続出。ブプレノルフィンは幻覚を起こす可能性があるので[18,64]，この日からカルボカインのみの硬膜外注入となる。しかしこの日も夜になると人の声が聞こえ短時間しか眠れない。

　9月6日の午前1時（夜中）に目を覚まし「うちの息子と娘がけんかして，あとを追いかけたんだが見失った」と詰所に言いに来る。2時には突然部屋の隅で放尿，その後短時間眠ってはすぐ覚醒する状態となり，覚醒すると天井に向って身ぶり手ぶりをしながら大声で話しはじめる。この日は正午頃も息子の声が聞こえている。9月6日から9月7日の早朝にかけては比較的よく眠れて，それ以後幻覚は認められていない。

　この患者ではブプレノルフィンの硬膜下注入をはじめて2日（48時間）後位からそろそろ異常が認められはじめている。ブプレノルフィンの最後の注入は9月3日であるが，その3日（72時間）後まで幻覚は持続し，その後ぐっすり眠れるようになって幻覚の再発はない。

　ブプレノルフィンのような幻覚はペンタゾシン（ペンタジン）[88]などの鎮痛剤，アンフェタミン，エフェドリンなどの交感神経作用剤，ドーパやβ-遮断剤でも起こることがある。

　患者が体験している幻覚の内容や起こった状況，持続時間などをくわしくきいておくと役に立つことがある。次はそのような例である。

　77歳，女性。平成元年9月中旬頃から夜ねつきにくく12時をすぎないと眠れないようになり，しかも朝には2時乃至4時に目がさめるが，目がさめた時に窓に黒い人影や四角いもの（図1，2）が見える．ということで翌月の10月6日に精神科外来を受診した。

　近くの内科からの紹介状によると，高血圧のためトリクロルメチアジド（フルイトラン）4 mg/日，ペンブトロール（ベタプレシン）20 mg/日が投与されている。ペンブトロールはここ1ヵ月くらい前からと思われるがくわしいことはわからない。黒い人影は毎朝ではなく2日に1回とか3日に1回くらい，いつも朝，目がさめたばかりの時に1分間現れてスーッと消えるという。その時足音が聞こえることもあるという。目をさましたばかりの時だけに現れるとのことなので，β-遮断剤の影響を考え，まずペンブトロール

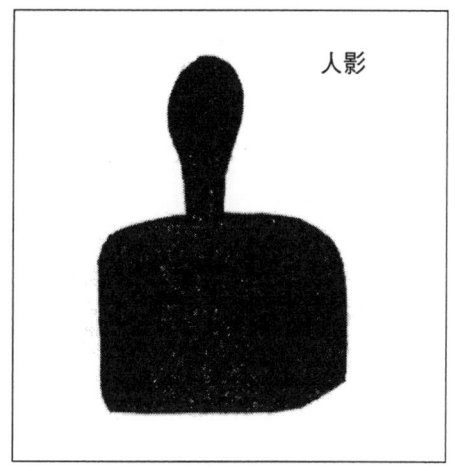

図1 人影

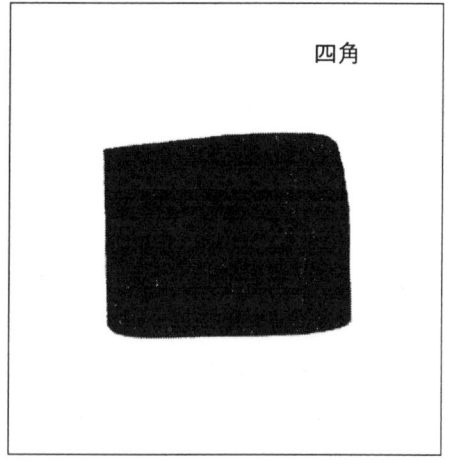

図2 四角

錠剤の投与を 10 mg 1 錠朝のみに減量した。すると4日後には夜のねつきがいくぶんよくなり，その後は人影は現れなくなった。しかし，朝目がさめた時に「オーイ」と人が呼ぶ声が声こえたことが1回だけあったという。

1週間後にはペンブトロールを中止し，トリクロルメチアジドだけにした

が別に高血圧は悪化しなかった。それ以後幻視もなくなり足音も「オーイ」も聞こえないとのことであった。

　β-遮断剤による症状としては不眠と悪夢がある[35]。幻覚は夜間に動物や人間が出てくる幻視が多いが，これはこの薬剤にかぎったわけではない。しかし，入眠時または目を覚ましかけた時の**うとうとした時間にかぎられた幻視**はβ-遮断剤に特に多いようである。たまに出現する軽度のものまで含めば，このタイプの幻視はプロプラノロールを服用している患者の1割以上に出現するという報告もある[20]。しかし，この薬剤でも症状が進行すると幻視は必ずしもこのような時間にかぎられずに出現し，幻聴が合併することもある[25]。したがって，症状が起こりはじめの時期に発見された方がむしろ原因の薬剤が推定しやすいわけである。β-遮断剤が長期間投与されている高齢者では**うつ症状**が起こることがあり，それに対し抗うつ剤が投与されていることがあるが，上記の特徴ある幻視が起こった場合に，まず減量をはじめるべき薬剤はβ-遮断剤である。高齢者では抗うつ剤でも幻覚が起こりやすいが，それについては後に述べる。β-遮断剤のもう一つの特徴は**幻触**が起こりうることである[35,45]。皮膚から何かが出てゆく，または皮膚に何かが突き刺さる，または虫のようなものが這う，という幻覚が多い。

　薬による幻覚は，**現われる時間が睡眠と何らかの関連を示す場合**が少なくない。上記の2例のように目ざめた後の間もない時間や，夜うとうとしはじめた頃の幻覚がその典型である。注意深く患者や家族から症状の出現について伺えば，例えば朝でも昼寝の後でも幻覚は目ざめてまもない時間にかぎられる（第4章，ドーパ参照），などの関連が明らかになる。

　夜中や早朝，目がさめたばかりの時に起こる幻覚は出眠幻覚（hypnopompic hallucinations）と呼ばれ，まわりが暗いと起こりやすく，明かりをつけると消失する傾向がある。何ら薬物を服用しなくて起こることもあるが，ある種の薬物を服用すると起こりやすくなる。上記のβ-遮断剤やドーパの他，抗コリン作用をもっている薬物（H_1拮抗剤を含む）で起こりやすい。中でもイミプラミン[141]，アミトリプチリン[142]，マプロチリン[143]など抗うつ剤による出眠幻覚がよく知られている。ただし，出眠や入眠時にかぎられていた幻覚でも，原因になっている薬物をそのまま投与し続ければ，他の時間にも起こるように進行することがある。

一方，ベンゾジアゼピン系薬物の離脱症状として起こる幻覚も出眠幻覚である場合が多い。

それから，薬物によっては，幻覚が起こる程度に投与すれば腱反射が亢進し，これが薬原性の症状であることを示唆するヒントになることもある。例えば，抗ヒスタミン剤，ドーパやイソニアジドで幻覚が起こっている状態では，腱反射の著明な亢進がみられる患者が多い。勿論，これには個人差がある。

ところで統合失調症でも幻覚や妄想が起こるので，薬によるものであるかどうか鑑別する必要がある。勿論，症状の出現と投薬開始の時間的な関係が参考になるが，病像の傾向として**薬による幻覚**は，昔から言われているように**幻聴よりも幻視**，幻触や幻嗅（または，幻聴が幻視，幻触や幻嗅とともに出現している状態）である場合が多い。このような幻覚の特徴はベンゾジアゼピン系薬物からの離脱症状にも認められる（第9章）。またよく泣くなど**感情がもろくなったり**[113]，平生に比べてがまんができない，イライラして攻撃的[111]などの状態が既に（幻覚より以前に）出現している場合が多い。また，薬にかぎらず外因による妄想では患者自身は傍観者で，他人に何かが起こる，または自分のまわりに何かが起こるという形が多く，これに対して統合失調症では患者自身が被害をうける，迫害される，などの妄想が多い[113]。

入院患者に幻覚やせん妄（幻覚に意識障害を伴った状態）が発生した場合は，まず**原因の究明が先**である。対症療法として抗幻覚作用をもつ薬物，ハロペリドールの注射などは，興奮が特に激しい場合にかぎるべきであろう。ハロペリドールが奏効すれば，その後は原因究明が困難になったり，おろそかになることがある。一方，ハロペリドールなどが奏効しにくい場合は往々にして薬物を過量に投与する結果，副作用が出たり，いずれにしても患者にとって望ましい結果とはいえない。

第3章　薬による幻覚（2）

副腎皮質ホルモン

　副腎皮質ホルモンが精神症状を起こすことは内科や皮膚科の医師によく知られていることである。症状としては躁状態，うつ状態の他，幻覚，錯覚があるが，幻覚，錯覚の場合，幻視や幻聴以外に身体の一部の大きさがかわる（伸びる，縮む）または性質（弾力性，可逆性など）がかわるなどの錯覚が起こることがある。次はそのような例である。

　26歳，女性。昭和54年11月頃から関節痛がはじまり55年2月にSLEと診断された。7月7日からプレドニゾロン10 mg/日の投与をうけていたが10月6日から20 mg/日に増量された。10月10日頃から不安な気分になり朝早く目がさめることが多くなった。10月12日に皮膚の感覚が今までと異なり，ゴムのようにダランとした感じがして手でさわるとその部分がくぼみ，茶色っぽくなるように時々感じた。10月23日頃からは，陰部と膀胱のあたりの皮膚の深部がチカチカと痛むことがあった。また生理の色が茶色に見えた。11月3日シャワーをあびている時，手で全身をさわったので胴が全体的に細くなった。この頃から手でさわった部分がくぼみ，茶色っぽくなる程度がひどくなったために，手で身体をさわるのがこわくなり，朝は顔も洗わなくなった。

　11月7日精神科受診。「両手首に不思議な力がそなわったみたいで，手でふれたものに不思議な変化が起こる」との事。この頃になると手でふれた身体の部分に変化が起こるばかりでなく，品物などを手でさわるとその部分がヌルヌルするようになったという。また，ふとんカバーからほこりが出て，それが皮膚をつき刺すので痛い，お茶などに小さな虫やゴミのようなものが

たくさん動いている（母にはそれは見えない）ので飲めないと言いはじめる。見当識正常，計算もスラスラとできる。脳波正常。内科医によるとSLEの方は順調との事なので，副腎皮質ホルモンをできるだけ減量していただく事にし，11月11日から10 mg/日になった。精神科からは11月14日よりスルピリド100 mg 朝食前のみ処方した。2日後の16日から手でさわったところがくぼんだり，色が変わるのはなくなった。17日頃からは顔も洗えるようになった。11月21日の時点で，手でさわったものがヌルヌルする感じとお茶などに小さな虫（粒？）が動いている感じだけが残っていたが，12月1日にはこれらもすっかり消失したので12月10日にはスルピリドを中止した。

副腎皮質ホルモンによる幻覚にはスルピリドがよくきくようである。しかし，中止しても幻覚が再発しなかったのは，プレドニゾロンの減量によるものであろう。プレドニゾロンは12月15日には7.5 mg/日となり，さらに昭和56年2月2日からは5 mg/日に減量された。その後昭和61年に転院するまで5年間，この量が持続的に投与されているが，精神症状は一度も再発しなかった。

上記の症例では10 mg/日を投与したはじめの3ヵ月間では異常なく20 mg/日に増量して数日後に症状が発現している。また，スルピリドにより症状が消失した時点およびその後スルピリドを中止した時点でも10 mg/日であるが症状は再発していない。したがってこの例では，10 mg までであれば精神症状は起こらなかったであろうと推定される。

症状の発現はこの例では増量して数日後であるが，人によっては，もっと早く症状が出ることがある。例えば，膝関節のいたみのために午前10時頃デキサメサゾン（オルガドロン）25 mg の関節腔内注射をうけた74歳の男性は，その翌朝3時頃，隣接した妻の部屋から性行為をしているらしい音と話声がきこえたと妻に言っている。1週間後再び午前中に注射をうけたが，翌朝の午前3時頃，妻の部屋に男が来て性行為をしているといって棒をもって突然入っている。しかし，時間の経過とともに自分の考えちがいだと納得し精神科へ受診している。

文献では投薬や注射をうけた日やその翌日から症状が始まっている報告もある[12,33]。

上記の症例のように，副腎皮質ホルモンを関節腔内に注射しても精神症状

が起こることがあり，別の症例では月2回の注射を開始して1年以上経過してはじめて症状が出現している。このような注射を定期的にうけている人に精神症状が出現した場合には，まず副腎皮質ホルモンの影響を疑うべきである。満月様顔貌など副腎皮質ホルモンの影響が疑われる徴候があればその可能性は大である。関節腔内への注射の場合は，注射を中止しても，精神症状はその後2ヵ月も持続することがある。注射を中止しても同様な精神症状が持続しているからといって，副腎皮質ホルモンと無関係とすぐには断定できないことになる。

　副腎皮質ホルモンは，ネズミの海馬の神経細胞と星状細胞へのブドウ糖の供給を抑制する作用があり[137]，海馬の神経細胞の枝分かれ，および枝の成長を抑制することが知られている[138]。このような作用に関連しているものとして，副腎皮質ホルモンを大量，長期間投与されている患者での記憶力や注意力の減退，痴呆のような状態があるが，副腎皮質ホルモンの減量や投与中止によって回復している[139]。またCT所見では脳室の拡大や脳の萎縮（可逆的な場合が多い）が認められている[140]。したがって，副腎皮質ホルモンを服用中の患者が物忘れが著明になったり，惚けてきた，とまわりの人が気付いた場合には，薬のせいである可能性も一応考えるべきであろう。

第4章 抗パーキンソン剤，抗コリン剤，抗うつ薬，抗結核剤，インターフェロンなど

抗パーキンソン剤としては，ドーパによる精神症状がよく知られている。すなわち，うつ状態，不安状態，幻覚，錯乱状態などである[27,67]が，軽躁状態[67,156]や不眠[157]が起こることもある。幻覚は幻視が多いが，幻聴，幻嗅や幻触が起こることもある[101,156]。ドーパを服用中のパーキンソン病患者の35％に精神症状が認められ，そのうち12％はうつ状態であった[67]という統計があるが，後者はパーキンソン病によるもの，および歩行障害など症状に対する反応性のものも含まれる[27]のでその鑑別が難しい。

ドーパによる幻覚の場合には，前段階として睡眠がまず変化する：入眠困難や中途覚醒とともに現実と区別し難い生き生きとした夢をみるようになる[101]。その後，やがて朝や昼寝からの覚醒後の一定時間や夜間にかぎられた幻覚が出現する。

60歳の女性。パーキンソン病のため通院中の4月からメネシット（100）3錠/日処方されていた。5月頃から感情が不安定になり，よく泣くようになった。6月5日頃から，朝起床して間もなく「足の裏を虫が這っている」と訴えたり，「空気に変な臭いがある」と言って窓を開けたりした。8月になると，週に3-4日，「直径10 cmぐらいの白い花がファーッとゆっくり天井から落ちてくる」と言うようになった。これらの幻触，幻嗅および幻視は目が覚めて30分以内に起こり，朝食以後には起こっていない。9月からはメネシットが徐々に減量され，150-200 mg/日になった頃から，これらの幻覚は起こらなくなった。やがて10月からはメネシットがアマンタジン150 mg/日に変更されたが幻覚の再発はない。

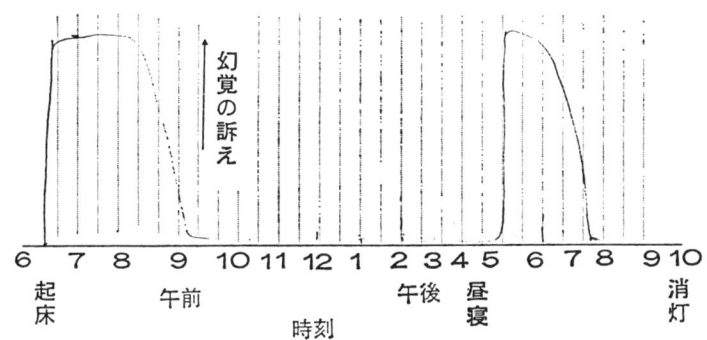

図3 幻覚が出現する時刻 65歳 男性
9ヵ月前からメネシット 650 mg/日服用

　次は65歳の男性，メネシット（ドーパ100 mgとカルビドーパ10 mgの合剤）を1日6錠半9ヵ月服用後，朝目ざめて間もない時間に神様の「お告げ」が聞こえるようになった。昼寝のあとも同様に聞こえることがある。図3は聞こえると本人が言った時刻を妻が記載して作ったグラフである（時刻を示す目盛と数字はレタリングになおした）。覚醒後一定の時間に限られていることがわかる。しかし3週間後には夜中に目覚ました時など，上記以外の時刻にも幻聴が聞こえてくるようになった。この患者はメネシットを徐々に減量して350 mg/日とし，不眠に対しレボメプロマジン15 mgを夕食後に投与し約1ヵ月後には幻聴はすっかり消失した。レボメプロマジン以外の抗精神病薬は投与しなかった。

　妻の言によれば，「お告げ」が聞こえるようになる前は，夜中に起きて「背中に金属の輪がくっついているので取ってくれ」とか「足の裏に何か刺さっている」と言い，鏡でその部分を見せて，やっと納得して眠っている。「お告げ」以前に幻触が起こっていたのである。

　このような症状はカルビドーパを併用した場合に起こりやすく，ドーパ単剤投与にすると消失した症例の報告[48]もある。ドーパは急に中止すると，悪性症候群類似の症状を呈した報告[95,96]もあるので，徐々に減量して経過をみることである。

　この患者のドーパによる精神病状態には，低力価のレボメプロマジンで錐

体外路症状を悪化することなく治療できたが，新規抗精神病薬ではもっと良い結果が得られる可能性がある。既にオランザピン[176]やクエチアピン[177,178]が奏効した報告もある。

同じく抗パーキンソン作用をもっているブロモクリプチン（パローデル）はもっとやっかいである。1日量5 mg程度でも精神症状を起こすことがあり，一旦そのような症状が出現すると服薬を中止して1～3週間後まで症状が続くことがあると報告されている[59]。ブロモクリプチンを服用して躁状態になり，薬を中止しても2週間位興奮状態が続いた患者を私どもも診察したことがある。このような重大な副作用の可能性を考慮した上でこの薬は使用すべきであろう。

さて次は抗精神病薬の副作用の予防や治療のため処方される抗パーキンソン剤についてである。

日本で薬剤の乱用といえばまず覚醒剤，つまりアンフェタミン系の薬物になる。一方，アメリカで乱用が流行した薬物の中には精神科医におなじみの薬がある。トリヘキシフェニジルのたぐいの抗パーキンソン剤である。これらの薬物を服用すると気分がよくなる――彼等の言葉でいえば to get a high ――のが乱用されやすくなる理由であろう。抗精神病薬による錐体外路症状の治療に必要な薬物であるが，次はこれらの薬物について述べよう。

ビペリデン（アキネトン），トリヘキシフェニジル（アーテン），ベンツトロピン（コゲンチン）などの抗パーキンソン剤は常用量でも人によっては錯乱状態，幻覚などを起こす[75,76,84]。この傾向はビペリデンが一番著明のようでドイツでは Akinetonpsychose という名称での報告が多い。

小島ら[43]は健常者に体重1 kg当り0.07 mgのビペリデンを静注したところ慢性アルコール患者のアルコール禁断時に出現するような脳波上の特徴および眼球運動の出現をみとめ，症状としても反応の遅さ，注意力の減退の他，夢幻様体験をした被験者もいたと報告している。また，これらの薬物と抗精神病薬とを併用した患者について，あとで抗パーキンソン剤のみ中止し，併用していた時期と中止した後でウェックスラー記銘力テストの成績を比較すると前者で注意力の欠如が認められている[3]。これらの薬物はブチロフェノン系やフェノチアジン系の抗精神病薬と併用した場合，後者の作用を減弱させるという報告もある[72~74]。

遅発性ジスキネジア（第7章参照）を起こす可能性はその患者がそれまでに投与された抗精神病薬の量に関連する。抗パーキンソン剤を投与すれば精神科医としても安心して抗精神病薬を多く使う傾向が出てくる。したがって将来，遅発性ジスキネジアを起こす可能性がそれだけ高くなりかねない。副作用などのためこれらの薬物が必要になった時にのみ処方すべきである，という意見も英国などでは強い。

　外来治療などで一番問題になる錐体外路症状は，やせ型の若年者に特に起こりやすいジストニアである。これを抗パーキンソン剤を投与することなく防止するためには，徐々に症状を見ながら抗精神病薬を増量することが必要となり，症例によっては例えば2～3日おきに外来を受診させて少しずつ増量するということも一方法であろう。また，急を要する場合などはブチロフェノンを筋注してジストニアなどが出るかどうか観察し，出れば抗パーキンソン剤を筋注するという方法もあろう。

　ジストニアの他問題になるのはアカシジア（第7章参照）であろう。これは精神症状の悪化と間違う。症例によっては抗パーキンソン剤がアカシジアの治療に役立つ場合もある。要は，抗パーキンソン剤でも精神症状が起こりうることを十分考慮した上で必要な量だけ使用するということであろう。

　一方これらの薬物には既に述べたように気分高揚作用[38]があり，フランスでは三環系抗うつ剤と似た作用を認めている人もいる[87]。したがって躁病などの場合，必要最少限の量にとどめることが大切であろう。

　高齢者はある種の抗コリン剤を服用すると物忘れや見当識障害が起こることがある。次はそのような例である。

　86歳の女性。膀胱癌のため入院中の8月9日からプロピベリン（バップフォー）20 mg/日が投与され，8月12日には「食事をしたこともすぐに忘れ，うわ言を言うようになった」と家族が気付いている。食欲減退のために点滴を受け，幾分症状の改善が認められた。

　8月21日の精神科受診では，見当識は日時について障害が認められ，100−7の計算はできるが，それから先の引き算はできない。脳波では4−7 Hzの波がびまん性に認められたので，この日よりプロピベリン中止。9月8日の再診では，見当識は正常，計算もよくできるようになっていた。

　抗コリン剤のロートエキスの副作用については，第6章で述べる。

三環系および四環系抗うつ剤の副作用としてはせん妄に注意しなければならない。せん妄は高齢者に特に起こりやすい[51]。それから，統合失調症の（または以前統合失調症の病相を経験した）患者に抗うつ剤を投与した場合まれではあるが，発熱と拒絶症が現れてCPKが高値を示し，統合失調症症状の出現または悪化を招くことがある。統合失調症の患者にかぎらず，抗うつ剤の副作用として発熱は時々みられるものである[53]。またミオクローヌス[49,70]や，まれにはけいれん発作も起こることがある。

抗うつ剤で幻覚が起こる場合には，うとうと入眠しかけた時や，夜中や早朝目ざめたばかりの短い時間に起こりやすい（入眠幻覚，出眠幻覚）。明かりをつけると消失する幻視が多いが，短い幻聴の場合もある[141〜143]。一方，このような幻覚でなく，音楽が長時間聞こえるようになった症例も報告されている[144,145]。

選択的セロトニン再取込阻害剤（SSRI）がよく使用されるようになって，セロトニンの過活動による症状が注目されるようになった。すなわち，精神症状としては，意識障害（錯乱）または軽躁状態，その他に焦燥，ミオクローヌス，腱反射亢進，発汗，悪寒（shivering），振戦，下痢，協調運動障害（incoordination），などが報告されているが，Sternbach[215]はこのうち3つ以上を呈していた場合を**セロトニン症候群**と診断することを提案した。この症候群は，モノアミン酸化酵素阻害剤（MAOI）とSSRI（または，三環系抗うつ薬クロミプラミン）が併用（または相前後して使用）された場合に多く報告されているが[215]，稀にはSSRIとリチウムの併用でも起こっている[216,217]。この症候群の治療は，原因になっている薬剤の中止が重要であるが，症状が持続する場合はシプロヘプタジン（ペリアクチン）など抗セロトニン作用を持つ薬物を投与した症例も報告されている。

抗結核剤イソニアジドの行動に及ぼす副作用[108]としては，イライラして落ちつきがなくなる，闘争的，反抗的な行動，被害的な解釈にもとづく行動などが報告されている。さらに投与を続けると幻視や幻聴，見当識の障害が起こることがある。腱反射の著明な亢進が認められることが多い。次の症例では，高齢で腎不全が合併しているが，イソニアジドを中止して，イライラや反抗的な行動，不眠が消失し，家の中は平穏になった。

80歳女性，昭和63年4月から良性腎硬化症による末期腎不全のため透析

をうけている．当時より時々夜間の徘徊が認められていた．平成3年の後半位から，物忘れがひどくなり，作り話をよくする（事実に反することをよく話す）ようになり，やがてイライラがはげしくなり，物を投げたり，攻撃的な言動が多くなって夫にあたるようになった．さらに平成3年の11月頃から夜の睡眠が不安定になり，夜に物を投げたりするようになった．透析は週3回，火，木，土にうけているが，透析した後が特にイライラがはげしいとの事で，内科の病院からの紹介で，平成4年2月17日産業医大精神科を受診した．服用中の薬物は，

  ニフェジピン（アダラート）   60 mg
  アルファカルシドール（ワンアルファ） 0.75 μg
  水酸化アルミニウムゲル（アルミゲル） 1 g
   （いずれも1日量）を分3で食後に，
  イソニアジド（イスコチン）   200 mg
   を分2で朝，夕の食後，
  エスタゾラム（ユーロジン）   2 mg
   を就寝時に服用していた．

透析前の採血による検査所見では，

  血中クレアチニン 12.2 mg/dl
  BUN   75.2 mg/dl
  血中無機リン   6.5 mg/dl
  血中アルミニウム 49 μg/dl

であった．

 初診時は血圧140/50，腱反射は左右差なく，著明な亢進が認められた．見当識は一応保たれているが，100-7が長時間のあとやっと正解，それ以後の引算はできなかった．脳波所見は，α波がびまん性に出現する他，左半球に3～4 Hzの徐波が散発的に出現していた．腱反射の著明な亢進もあったことから，まずイソニアジドによる興奮を考えたが，その他に透析の直後が特に悪いのは，ベンゾジアゼピン系薬物の血中濃度が急に下がるため，離脱症状によるイライラや不安（第9章参照）が出現し，一層状態を悪化させている可能性を考えた．主治医に問い合わせるとイソニアジドは平成2年の10月から投与しているとの事で，家族による症状悪化の時期より約半年前

から投与されていることになるので，症状との関連は疑問に思ったが，現在は内科的に服用しなくてもよい状態との事なので試みに中止していただく事にした。さらに，エスタゾラムの退薬症状の可能性を話したところ，ゾピクロン（アモバン）7.5 mg 1 錠に変更するとの事であった。イソニアジドを中止して 4 日後から夜がよく眠れるようになり，その後行動が落ちつき，10 日後の 2 月 28 日面接時には，気に入らないことがあると夫にあたりちらすという状態はすっかりなくなったと家族が報告した。

　透析中にイソニアジドが投与された患者で被害妄想，幻視および幻聴が生じた症例も報告されている[123]。抗結核剤の中では他にサイクロセリンが不眠，けいれん，せん妄を起こすことがあり，エチオナミド（ツベルミン）による抑うつや興奮，エタンブトール（エブトール）による不眠や幻覚も報告されている[108]。

　C 型肝炎などにインターフェロン α が使用されているが，患者の行動に及ぼす影響[124,125]としてはイライラして怒りっぽくなる場合，涙もろく感情が不安定でうつ症状を呈する場合と大きく二種にわけられるが，後者では意識障害，見当識障害，せん妄などを伴うことがある。このような副作用は肝炎患者でインターフェロンを使用した 58 人のうちに 10 人に認められたとの報告がある[125]。

　一方，被害妄想を伴う精神病（paranoide Psychose）の報告[202]もあり，この著者による文献の展望[202]によれば，インターフェロン α による治療を受けた患者の約 1 ～ 3 % に精神病様状態が出現している。

　癌の免疫療法として使用されるインターロイキン 2 の投与により見当識障害など意識レベルが低下，点滴の管を引き抜くなどの行動が起こることがある。このような行動は 44 名中 15 名に認められ，数日間投与を継続した後に出現したとの報告がある[126]。上記の患者のうち妄想も出現したのは 7 名であった。

第5章 「胃の薬」と症状 (1)

H_2 および H_1 拮抗剤

　消化器系の治療に用いる薬剤でも精神症状が起こってくることがある。よく使われている薬としてはシメチジン（タガメット）のようにヒスタミンの受容体のうち H_2 受容体に拮抗して胃液の分泌を抑制する薬剤がある。このタイプの薬剤も昔からある抗ヒスタミン剤（H_1 受容体拮抗剤）と同様，精神症状を起こす場合があるので次に述べることにする。

1. H_2 受容体拮抗剤:
　　　　シメチジン（タガメット）とファモチジン（ガスター）

　まずシメチジンは老人や腎機能が悪い人に投与した場合，錯乱状態[5,57,65]，幻覚[2,47]を呈したり，反抗的，闘争的な行動[89]が起こったりすることが報告されている。

　71歳，女性。Kさんが私どもの病棟へ入院した。それまでうつ病として抗うつ剤およびスルピリドを投与され，改善が見られなかったとの事である。入院時には食欲不振，不眠で，抑うつ的で計算能力の低下を認めるがゲートボールに参加する日もあった。入院後クロミプラミン（アナフラニール）が投与され，内科受診の結果シメチジン 400 mg（1日量）が投与された。

　シメチジンが投与されて，1週間経過した頃からKさんは非常に扱いにくい患者になってきた。夜はナースコースを頻繁に押す。こちらの問いにはまともに答えず，言いたいことだけ言う。反抗的。症状はますますエスカレートした。シメチジンの投与を開始して1ヵ月経つと，夜中に大声で「ドロ

ドロドロドロ！（耳を）かっぽじって聞けよ！オレを誰だと思っているんだ。病院は責任をとってくれるか……」と男のようなものの言い方で叫び，両手をふるわせて興奮する，さらに看護婦を叩いたり押したり暴力をふるうようになった。シメチジンの影響が疑われて，ファモチジンに変更され，これも徐々に減量され中止された。中止されて 1 週間後今までのような反抗的な態度はすっかりなくなった。抑うつ的な点は入院時と同じであるが，おとなしい K さんにもどった。

　次は 68 歳，女性，N さん。何年も前からの糖尿病があり，それに消化性潰瘍があったためにファモチジン 40 mg が経口投与されていた。シゴキシンが投与された時から悪心をもよおし，食事を摂取しなくなった。ファモチジンはその頃から同量を静注するように変更になった。食事を摂取しなくなった頃から，失見当識が認められ，「死んだ夫がお金をとりに来たので財布を探しているけれど財布がない」と言って他の患者のベッドの中を探したり「猫がベッドの下に 2 匹いる」などと看護婦を呼んでは幻覚らしいものを訴えるようになった。

　シゴキシンの血中濃度は最高で 2.1 ng/ml で正常値が 0.8〜2.0 ng/ml であることからすればシゴキシンのせいではない，と思いながらも主治医はジゴキシンを中止することにした。シゴキシンを中止してしばらく後，N さんは食事を食べるようになった。シゴキシンを中止して 7 日後，この患者は私の外来を受診したが，失見当識が相変らず認められ，幻覚も猫がいるとか相変らず続いていた。参考までに BUN 24，クレアチニン 2.3 であった。そこでファモチジンのせいではないかと考え，これを減量することになった。ファモチジンが 1 日 40 mg から 20 mg になり，しばらくすると幻覚は昼間はなくなり，意識もはっきりしてきた。この時点では夜，消灯後に蛇や猫が見えるという訴えなので，何かを見まちがえている錯覚ではないかということになり，環境を変えてみるために外泊したところ，気味悪いものは何も見えなかったとの事で 2〜3 日後には退院になった。

　退院後，精神症状は認めない。この人の場合は失見当識と昼間の幻覚とがファモチジン減量とともに改善している。シメチジンの系統の薬は内科，外科でよく使われている。その割合には上記のような症状の報告はまれである。腎機能に問題がある人か老人のごく一部の人が精神症状を呈するのであろう。

しかし，そのような可能性がある薬であることを知っておく事はリエゾン精神医学の立場からも重要であろう。

一方，シメチジンやラニチジンによるうつ状態も報告されている。服用しはじめて数日内にうつ症状が出現している例[99,100]もあれば，2週間以上服用して出現した例[97,98]もある。また薬を中止しても2～3週間症状が続く例[97,99]が報告されている。

さて次は，食欲不振の際に処方されたり，かぜ薬，または皮膚科の薬として使用されたりする，H_1受容体拮抗剤について述べる。一般に抗ヒスタミン剤といわれて昔から使われている薬がこれである。この系統の薬も人によっては著明な症状を起こすことがある。

2. H_1受容体拮抗剤

小児が抗ヒスタミン剤を服用すると昼間何となくボーッとした感じになって夜が眠らなくなり，ついで錯乱状態になる事もある。次はそのような例である。

11歳，男の子，体重35 kg，現在までひきつけらしいものはなかった。3月6日学校で倒れた。失神ということで検査のため4月7日入院，脳波検査の結果は正常であった。食欲不振のため4月18日からクロルフェニラミン（ポララミン）を1日6 mg（毎食後2 mg）投与された。4月20日から夜が眠りにくくなり，昼間うとうとするような傾向が見られたが，21日夜，パジャマのまま病院を飛び出そうとしたため，母親がつきそう事になった。夜眠れず，耳のそばで何か音がすると言う。突然泣き出して自分はまもなく死ぬ，と興奮気味に言う。「今何時？」と何回も母親に尋ねる。

翌4月22日精神科受診，診察時は一応，日時，場所，人物に対する見当識は何とか保たれているが100-7等々の計算がうまくできない。紙に線を描かせると，かすかに振戦が認められた。前日のことは半分夢のようで一部分断片的にしか覚えていない。一応クロルフェニラミンの投与をその日の昼から中止していただくことにした。精神科受診の後，自分の病棟へもどると再びうとうとしはじめ，「力がぬける，助けて！」と叫んで泣いたり，音が身体の中に入っていくなど母に理解困難なことを言っては再び泣く，という状

態が午後 10 時頃まで続いた。しかし，午後 11 時頃から，そばについている母親の手を握ったまま朝までぐっすり眠っている。

　翌 23 日の診察では計算はすらすらとできるようになっており，両手の振戦は既に消失していた。この例ではクロルフェニラミンを中止して 24 時間以内に症状が改善の方向に向ったことになる。クロルフェニラミンによる症状としては幻聴や幻視[40]，他の抗ヒスタミン剤の副作用としてはイライラ，興奮[36,85]，意識障害[36]，不眠，けいれん[64]，構音障害，四肢の不随意運動[36,85]，幻聴，幻視[52]，幻嗅や皮膚感覚の異常[36] が報告されており，せん妄状態に，ケースによっては四肢の不随意運動を伴うことになる。これらの症状は常用量でも起こり，1 週間服用した後はじめて症状が現れることもある[36]。

　H_1 拮抗剤による幻覚は，うとうと入眠しかけた時や，夜中に目ざめたばかりの時に起こりやすく，人影が見えたり（幻視），電気掃除機や散水のような単調な音や足音が何秒間か聞こえたり，自分への短い呼びかけが聞こえるなどの幻聴として出現する場合が多いが，幻触が起こることもある。また診察所見としては腱反射が亢進している場合が多い。

　オーストラリアでは抗ヒスタミン剤のフェニラミン系の薬物が幻覚剤として一部の青年の間で流行した[40]。通常の治療に用いられる量よりも多量に使用した場合が多いが，そのような目的に使えたということは抗ヒスタミン剤が幻覚剤として役立つことを示す。したがって，例えば腎機能低下などがある場合は特に注意して使用しなければならない。薬物を中止すれば症状は消えはじめる場合が多いが，すっかり消失するのに 14 日もかかった例が報告されている[36]。私どももそのような例を経験したので次に述べる。

　慢性腎不全で持続的腹膜透析をうけていた 69 歳，女性，2 月 9 日より，かぜ様症状出現のため，クロフェダノール（コルドリン）75 mg とブロムヘキシン（ビソルボン）12 mg が投与されるようになった。その約 1 ヵ月前からクロルフェニラミン 6 mg が毎日就寝前に投与されていた。

　2 月 16 日から不眠となり，主治医や看護婦に「私を殺そうとしているのでしょう！」などと突然言ったり，「愛の花の花の……うそばかりついている」など，うわごとのようなまとまりのないことを言いはじめた。

　2 月 18 日精神科受診，場所，日付けに対してはどうにか見当識が保たれ

ているが，計算はできない。舌がもつれた感じで，両手指に振戦が認められ，時々両手でこぶしを作って腕を伸ばしたままベッドを叩く動作をする。両眼の散瞳と両下肢の腱反射亢進が認められた。

　クロフェダノールが投与されて1週間後にこれらの症状が出たことと，この薬物もクロルフェニラミンも抗コリン作用があることから両方の薬物を中止することになった。覚醒時持続的に見られた両手でベッドを叩く運動は2月21日には右手だけになり，その持続時間も日がたつにつれて短くなってきた。2月23日には計算ができるようになってきて「殺される」などの被害妄想的な発言も，うわごともなくなってきたが，壁の方を指して話しかけることがあった。幻視があるらしい。昼間うとうとすることが多くなった。しかし，2月26日には散瞳が消失，夜はよく眠るようになってきた（ハルシオン 0.125 mg 服用）。

　3月4日になると右手でベッドを叩く運動もなくなり，夜も薬なしでぐっすり眠れるようになった。つまり，問題となった薬を中止して日に日に快方に向ってはいるものの症状がすっかり消失するまで2週間もかかったわけである。クロフェダノールは抗ヒスタミン剤に似て抗コリン作用がある他，興奮，イライラ，幻覚が副作用として報告されている[64]。

　この症状ではクロフェダノールによる症状なのか併用されていたクロルフェニラミンの副作用を相互作用により強めたものか判定は困難であるが，要するに抗ヒスタミン，およびその類似薬物による精神症状には十分配慮しなければならないことになる。以上をまとめると次のようになる。抗ヒスタミン剤は H_1 拮抗剤も H_2 拮抗剤もまれではあるが意識障害や幻覚などを起こすことがある。腎機能障害がある人や老人では特に気をつける必要がある。

第6章 「胃の薬」と症状（2）

ロートエキスとメトクロプラミド

　さて精神科医として注意すべき他の胃の薬としては抗コリン剤があるが，脳-血管関門を通過するものと通過しないものがあり，前者では幻覚が起こり得る。前者の一つの**ロートエキス**は，通常の量処方された場合精神症状を起こすことはまれであるが，老人の場合は気をつける必要がある。

　68歳，女性，骨折の後のリハビリテーションのため昭和54年9月26日に某病院に入院した。10月4日頃からまわりで雑音がすると人の声が聞こえるようである。「ほら，今言っている」と娘に言うようになった。自分が監視されている，子どもが誘拐されているなどと言う。見当識は保たれ，100-7はできる（それから7引くのができない）。

　10月9日よりスルピリド100 mg毎朝服用（1日1回）して幻覚は少し減少したようであったが消失には至らない。「陰の声」の相手をして相変わらず「あんたがこう言ったから……」など一人で答えていると娘は言う（11月13日）。11月25日は陰の声の主が孫悟空のように雲に乗って（自分の家の）二階の窓から出入りするので困ると言う。その頃になると9月26日から服用していた薬の中にロートエキス散0.5（1日量）が含まれていたことがわかったのでそれをやめていただくことにした（11月27日）。10月4日に幻覚がはじまったとすれば，服用しはじめてから約1週間後ということになる。ロートエキスを中止してどの位で幻覚がとれたかははっきりしないが，12月11日診察した時は「陰の声」はなくなったとのことで暗算も以前よりよくできるようになっていた。スルピリドを処方する必要もないと考え1日量50 mgに減量し（昭和55年1月8日）やがて中止した（2月19日）。以

後は幻覚の再発はない。老人であるから幻覚の原因は別にあったという可能性も考えられないわけでもない。しかしいずれにしろロートエキスを中止して，目立って症状が改善している。

メトクロプラミドによるジストニア

　吐き気や食欲不振に対してよく処方される薬としてメトクロプラミド（プリンペラン，プロメチン，メトクロール）があるが，この薬の副作用の一つジストニア（dystonia）は小児に起こりやすい。手足がふるえて固くなり両眼が上方に引きつり舌がつき出るのでけいれん発作と間違われやすいが，意識の障害は起こらない。けいれん発作と同様ジアゼパムの静注でこのジストニアも消失する。このジストニアは成人でも起こることがある。次は構音障害とジストニアが成人で起こった例である。

　27歳，女性。インフルエンザが流行した頃38℃の発熱があり食欲不振。内科医に診察をうけ，消炎剤とメトクロプラミド5 mg錠を1日6錠の処方をうけた。その日の昼食後から服用し，翌日は毎食後2錠服用した後から，少しよだれが出ることに気付いた。さらに次の日の昼食後2錠服用して約1時間後の午後1時すぎからろれつがまわらなくなってきた。この時までにメトクロプラミドは総量で14錠，70 mg服用したことになる。午後3時頃にはさらに首が右側後方に傾き，上方を見つめるような状態が起こった。この状態（ジストニア）は持続的ではなく，何秒間か治ってはまたこの状態にもどる。意識消失は全くない。内科，更に耳鼻科を受診するが別に器質性病変は考えられないとのことで，私が診察することになった。症状から見て薬剤性のものを疑い，服用している薬を薬剤部で見てもらってメトクロプラミドであることを確認した後，ビペリデン（アキネトン）5 mg注射液を3 mg相当分だけ筋注した。約15分後には言葉がはっきりしてきて，首が右に傾くこともなくなった。それ以後，この症状は再発せず元気に働いている。このように両眼が上を向く状態は眼球上転発作（oculogyric crisis，眼回発症）で，上述のように頭部も後方に傾き，顔が上方を向く後屈性斜頸を伴う場合が多い。この状態はジストニアの一種であるが，詳しくは次章を参照されたい。

老人では構音障害が薬を中止した後も何ヵ月か持続することがある[1]。メトクロプラミドによる副作用の種類や程度には個人差が大きい。1日30 mgの投与でも人によってはアカシジア（akathisia，くわしくは次章参照）をはじめ他の錐体外路症状が起こり，人によってはうつ病と間違えられたりする。次はそのような例である。

メトクロプラミドによるアカシジア

44歳の非常に几帳面なお金持ちの主婦が急性肝炎となり内科医を受診，吐き気のためにメトクロプラミド1日30 mg投与される（2月2日）。毎日この薬を服用していたところ少し口がまめりにくいと感じ，手足もかすかにふるえるように感じた（2月13日）。しかし別に気に留めずそのまま服用していたところ体がふるえるようになり，じっと坐っておれなくなり（akathisia）テレビも続けて見れないという状態になってきて，本人は精神的な病気のせいと思い，いっそ死んでしまいたいと思うようになる（2月28日）。主治医は，「仮面様顔貌」を呈し，自殺念慮があるということでうつ病として照会した。

精神科受診時（3月2日）は「舌が勝手に上歯の内側を押す」ということでこれはメトクロプラミドではよくある錐体外路症状と考え，早速メトクロプラミドを中止していただいた。やがて口もよくまめるようになり，手のふるえ，胸，背中の圧迫感もなくなり「今までのウツウツとした気分がだいぶんよくなった」（3月6日）とのことで，その後2週間位多少の沈んだ気分が続いたのち，気分は安定した。

メトクロプラミドによるアカシジアでは患者は舌の先が上の前歯の歯ぐきの部分に当たる（歯ぐきの内側を前上方に押す）ことに気付くが，「舌が長くなって口の中におさまりにくくなった」「舌の先が荒れて痛い」などの訴えが診断の助けになる。

次は24歳，女性，急性骨髄性白血病で抗真菌剤服用の後，吐き気に対し，11月18日よりメトクロプラミドが毎日静注されている。診察のあと参考のためにと日記を手渡された。この日記の内容とカルテを照合すると経過の概要は次のようになる。

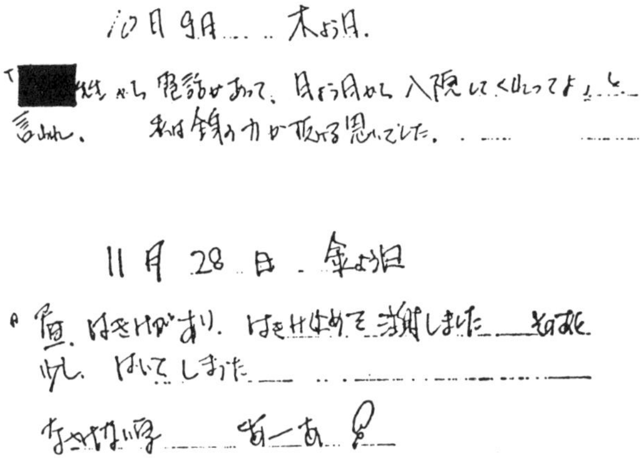

図4

11月14日より抗真菌剤投与
11月18日より，吐き気に対しメトクロプラミド（10 mg）1日2〜3回静注
11月27日より日記の筆跡乱れる
11月28日イライラがはじまった，不眠，泣きだす，眠りたいとダダをこねる
11月29日 ｝ 足ぶみをしたくなった
　　30日 ｝ 両足の膝から下がムズムズ
12月6日　メトクロプラミド中止
12月12日　不眠はまだ続く
12月19日　字が下手だったのが治った，イライラもほとんどなくなった

　病気の再発による失意は入院当時からあるが，メトクロプラミド静注の後，しばらくして字が下手になり，それと平行してイライラと不眠が増加している。11月28日には自分でも筆跡の変化に気付いているが，入院前の筆跡と比較すると差は明らかである（図4）。上記の2症例では約10日間のメトクロプラミド投与の後にアカシジアが著明となっており，薬を中止して後イライラや不眠の消失までに約2週間かかっている。

メトクロプラミドでアカシジアが起こることは以前からよく指摘されていることである[1]。文献によると4ヵ月服用した後はじめてアカシジアが起こり，うつ病の焦燥の状態を呈した症例の報告もある[7]。精神科医は患者が服用している胃の薬にも充分注意を払うべきであろう。

第7章 「じっと坐っておれない」話

抗精神病薬の副作用

1. アカシジア（akathisia）

　アカシジアはじっと落ちついて坐っておれない状態で，著明な場合は，患者は少し前かがみで膝をわずかに曲げて腰を落した不安定な姿勢になる。筋強剛が全く認められない場合でもパーキンソン症候群とよく似た姿勢になるわけである。また**足ぶみをして，いかにもじっとしておれないという状態になったり**[81]，さらには下肢，特に**ふくらはぎの部分の不快感**を訴えたり，**怒りっぽくなり，自殺企図や衝動的な行動**がみられることもある。また，既に幻聴が消失した患者に幻聴が再発するなど，病的体験を伴うこともある[165,166]。抗精神病薬を使用する場合，患者の体質や薬の量によってはアカシジアや錐体外路症状が出現する。クロルプロマジン，パーフェナジン（P.Z.C.），フルフェナジン（フルメジン）などフェノチアジン系，ハロペリドール（セレネース）などブチロフェノン系薬物ばかりでなく，ベンザミド系薬物によって起こることもあり，メトクロプラミドによって起こった例は既に前章で述べた通りである。ベンザミド系薬物であるスルピリド（ドグマチール）は錐体外路の副作用が比較的起こりにくいと考えられているが，この薬物でもアカシジアは起こる。特に若年者の場合には注意を要する。

　15歳，女子高校生が亜昏迷状態で受診した。「自分の考えのせいでまわりの現象がかわる。自分の考えによって天気も悪くなった。まわりの人にすまない，自分のせいで友達を落ちこませてしまう。とりかえしがつかないこと

をした」など，まとまりのないことを言う。家では「テレビが自分のことを言っている」といってテレビをすぐ消すとの事である。早速，スルピリド200 mg/日の投与を開始し症状は徐々に軽減していき5日後からは学校に行くようになった。当時は学校でも家でもまだ勉強は手につかなかったが，1ヵ月後では家で勉強もするようになった。しかしまだまわりのクラスメートに自分の考えが伝わっていくような感じが少し残っているというのでスルピリドを300 mg/日に増量した。増量して5日目，直線を描かせるテスト（後述）でふるえが認められ体のだるさを訴えている。しかし「虫のなき方が狂っている」「悪魔が口を横に引きつらせる」と言う。口のあたりはたしかに横に引きつる不随意運動が認められたので，スルピリドのせいと考えスルピリドは200 mg/日に減量した。しかしこの頃から足をバタバタさせる，じっとしておれない，坐ってもすぐ立って歩きたくなるという状態で夜は不眠となり，発作的に包丁を握りしめたり，死にたいといって家から出ようとしたことがあった。診察時は下肢のふくらはぎの部分がムズムズすると訴え，足ぶみをしたり足をバタバタさせて落ちつきがない。関係付けの傾向はむしろ増加しているもののアカシジアのためかもしれないと考え，早速ビペリデンを1 mg（1アンプルの5分の1）ほど筋注し，2日間ほどスルピリドを中止，アカシジアが消失したのち1日100 mgに減量して投与することにした。その後アカシジアは出ず，関係妄想を伴ったうつ状態は順調に回復した。

　アカシジアは往々にして症状の悪化と間違いやすい。症状の悪化だと思って抗精神病薬を増量するとアカシジアが消失することもあり[9]，その場合結局抗精神病薬を不必要に増量する結果になる。アカシジアは著明な場合は足ぶみなどの症状でよくわかるが，軽い場合は見逃しやすい。

　筋強剛などのパーキンソン症状がまだはっきり出現していない時期でもアカシジアが起こることがある。簡単な検査でアカシジアが診断できればこれにこしたことはない。私は orbicularis oris reflex という反射を検査して参考にしている。この反射は上唇の中央の真上の部分，すなわち鼻の真下の部分を検者の人指し指で揮くと m. orbicularis oris が反射的に収縮し，口がつき出る反射である。これは軽いパーキンソン症状の場合にも陽性に出ることがある[82]と考えられている。アカシジアは軽いパーキンソン症状を合併している場合が多く，この反射が陽性に出た場合はアカシジアの可能性を考え

図5

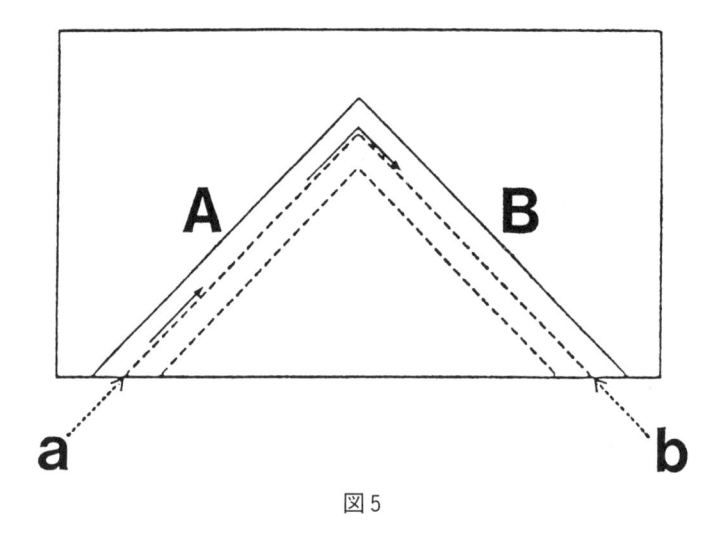

　ることになる。

　もう一つは既に述べたように，筆跡に注意することである。簡単なのは線を描かせてそのふるえの程度を見る方法で患者の前にＢ５判位の大きさの紙を置き，図５に示すようにＡとＢの直線（実線で示す）をまず検者が書いてみせ，その下に約１cm間隔で（位置を点線で示す）ほぼ平行に二本線を引いてもらう。この二本の線の間に患者自身が日付を記入する。薬物が増量された後にさらに１cm内側に二本の線を描いて以前描いた線とふるえの程度を比較する。このようにして薬が増量されるたびにＡ，Ｂの実線の内側に二本ずつ線が増えることになる。ふるえの程度は図の矢印が示すようにＡの部分はａの方向から，Ｂの部分はｂの方向から眺めて判定する。急にふるえが増加した時が要注意である。しかしこの方法も手のふるえを検出するだけの話で，所見が出たからといってパーキンソン症状があるとはかぎらないし，パーキンソン症状が認められたからといってアカシジアがあるともかぎらないが，アカシジアを見逃さないための参考にはなる。

　抗精神病薬の投与によってアカシジアが起こっている場合には可能ならばその薬物を減量することが一番よい方法である。それが困難であれば抗パーキンソン剤を投与する。しかしアカシジアは**抗パーキンソン剤を投与してもよくならない場合**がある[4]。

44歳の女性Sさんは平成2年4月に転居，転居先の隣近所の人々が生活協同組合に加入しており，加入をすすめられたが本人は加入しなかった。組合の車が配達に来ると近くの人々が注文品を受取るために集ってガヤガヤ話していたが，やがて話の内容は自分のことではないかと疑うようになった。その後，7月はじめには二階に上がると「二階へ上がったぞー」，夫を車で送る時刻になると「早く送っていけ」といった具合に自分の行動に関係ある内容の声が聞こえはじめ，やがて一日中そのような状態になった。そのため，7月中旬には某精神病院を受診し，ハロペリドール（セレネース）とビペリデン（アキネトン）を処方され7月末には声は聞こえなくなった。しかし，8月頃から徐々に落ちつきがなくなり，じっと坐っておれなくなった。更に9月頃からは若干ろれつがまわらなくなった。医師にこれらの症状を訴えたところビペリデンが増量されアルプラゾラムが追加された。しかし，落ちつきがない状態は一向によくならず，10月12日産業医大を受診した。当時本人が服用していた薬物（1日量）は，

  ハロペリドール　　4.5 mg
  ビペリデン　　　　6 mg
  アルプラゾラム　　1.2 mg
   を3回に分服，

不眠に対して，
   フルニトラゼパム（ロヒプノール）　　1 mg
   ブロチゾラム（レンドルミン）　　0.25 mg
    が就寝時に投与されていた

診察時の所見では両側，膝蓋腱およびアキレス腱反射の亢進が認められorbicularis oris reflex, grabellar reflex ともに陽性，しかし筋強剛や視診での手指のふるえは認められなかった。しかし，図5に示すような線を引いてもらうとふるえが明らかに認められた。起立させると，つま先に重心をかけて（つま先立ちでもある），膝をわずかに曲げた前かがみの姿勢（一部の卓球選手はサーブをうける時このような姿勢で構えていることがあるが，それによく似た姿勢である）で立っている。膝は自然と少し曲がって，大げさに言えば，中腰の姿勢になると言う。「体が前後にゆれて不安定」，「外見上は体がふるえていないが，ふるえている気持がする」と言う。夜中でも目がさ

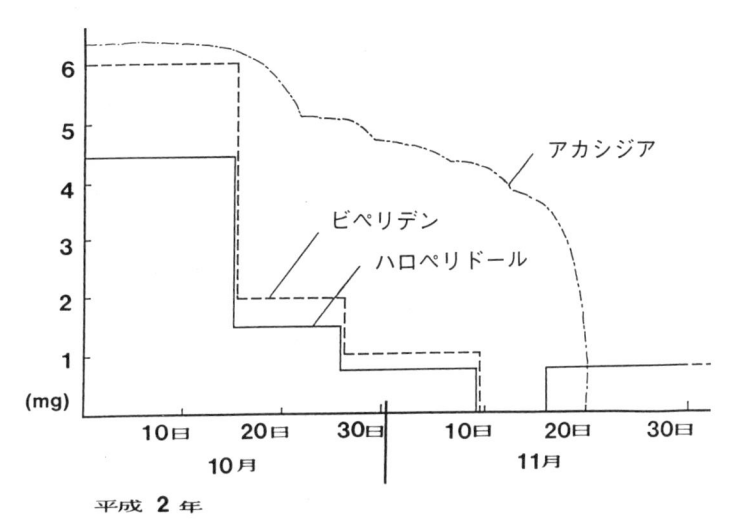

図6 ハロペリドールの投与量とアカシジア

めると起き上がって歩きたくなり，寝返りも多いと言う。アカシジアは血清鉄の低下がある場合に起こりやすいとの報告[122]があるが，この患者では

  血中プロラクチンは 57.7 ng/ml で増加が認められたが
  血清鉄は   112 μg/dl

で，正常であった。

 既に声（幻聴）はすっかり消失して2ヵ月以上経過しているのでハロペリドールとビペリデンを図6に示すように減量していった。ハロペリドールが1.5 mg/日になって数日後構音障害はなくなり，本人も言葉がはっきり言えるようになったと喜んだが，歩いていないと気がすまない状態はわずかに減少しただけであった。その後両方の薬物を減量し11月9日には一時中止した（図6参照）。11月14日には初診時から続いていた前かがみで膝を曲げた姿勢はすっかりなくなっていた。更に11月20日には，イライラして歩きたくなる感じが消失したと言う。その後，アルプラゾラムなどのベンゾジアゼピン系薬物も徐々に減量して，やがてハロペリドール0.75 mg 1錠だけになったが，その後1年5ヵ月経過した平成4年3月でも幻聴の再発はなかった。

 一方，著明なアカシジアに引き続いて不安，焦燥が起こり，あたかも焦燥

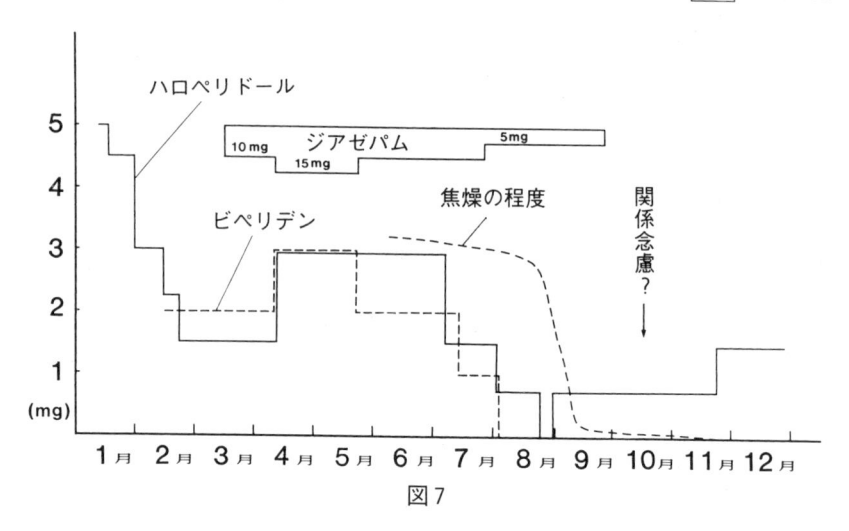

```
  5 ┤  ハロペリドール
  4 ┤         10mg  ジアゼパム  5mg
  3 ┤    ビペリデン    15mg
                    焦燥の程度        関係念慮?
  2 ┤
  1 ┤
(mg)
    1月 2月 3月 4月 5月 6月 7月 8月 9月 10月 11月 12月
                    図7
```

性うつ病のような状態になり，死にたいと訴えることもある．このような症例でも，1週間位，抗精神病薬を中止すれば症状が改善されることがある．次はそのような例である．

　31歳の女性，未婚．平成2年11月頃から隣人が自分を覗いていると言いはじめた．自分の心の中まで見通してその話を隣でしている，心理的に自分を圧迫して殺そうとしている，と言いはじめた．だんだんひどくなり，『隣からの声』に対して大声で返事するようになったため，平成3年1月12日，救急外来受診，その日からハロペリドール5mg/日　シロップにて投与，1月18日入院．入院後まもなく隣人の声は聞こえなくなり，まわりの世界が自分（患者）を中心に動いているような感じも徐々になくなっていった．ところが2月頃からじっと坐っておれなくなり病棟の中を歩きまわる（アカシジア）ようになった．主治医はハロペリドールを1.5mgに減量，ビペリデン2mgを加えたところ何とか坐っておれるようになったものの，貧乏ゆすりはよくするし，両手を手首のところでダランと垂らして胸の前に保ってじっと立っていたりすることが多くなった（自然と幽霊のような格好になると言う）．3月6日退院．この頃から，自分の家は経済的に困っている，将来どうやって食べていこうか，自分は皆に迷惑をかける，いっそポックリ病で死んだ方がよい，など悲観的となり，両親に自分のイライラを何回も訴えた

り，念を押したりして困らせるようになった。まるで赤ちゃんみたいに依存的になったと同伴の父親は言う。主治医はこの頃表情に固さが見られたことから，再発を心配し，ハロペリドールを3mgへ増量，同時にビペリデンも3mgへ，ジアゼパムを15mgへ増量したところ上記の貧困念慮，希死念慮は若干軽快した。6月から主治医転勤のため私が外来で診察することになった。診察日にはじっと坐っておれるものの足の貧乏ゆすりが認められ，将来に対しては悲観的で焦燥が認められた。睡眠，食欲ともに良好ではあるが，このような焦燥が持続しているため，ハロペリドールの影響を考えこれを徐々に0.75mgにまで減量した。母親からみた本人の焦燥の程度は図7に示すように軽減してきたがまだ続いているために，8月23日から1週間ハロペリドールを中止した後，再び0.75mg/日の投与をはじめた。9月10日には貧乏ゆすりもイライラも減少し，パートで就職した。しかし，10月中旬頃になって上司の電話の内容が自分のことを言っているのではないかと疑いはじめて仕事をやめている。統合失調症の再発を疑ってハロペリドールを1.5mgに増量した。その後，家ではイライラもなく，貧乏ゆすりなどもほとんどなく，家事手伝いを続けている。この例のように著明なアカシジアに引き続いて出現した希死念慮，貧困念慮などを伴う焦燥は，抗精神病薬の影響がまず考えられる。このような状態は抗パーキンソン剤やベンゾジアゼピン系の薬物によって若干軽快する傾向はあるが，抗精神病薬の減量が可能ならばそれが一番よい。ただし，焦燥が消失すれば維持療法として必要な量（この例の場合は1.5mg/日のようである）にもどして幻覚や妄想の再発を防止しなければならない。幻覚や妄想が消失した段階ではハロペリドールなど徐々に減量してゆけば1.5〜2.25mg程度で維持できる患者も多いものである。

　さてアカシジアは既に述べたような薬物の他に抗ヒスタミン剤でも起こることがある。脳血流を増加させる目的で使用されるフルナリジン[11]やシンナリジン[54]（これらは抗ヒスタミン剤に属する）の長期投与のあとアカシジアやパーキンソン症状が徐々に出現してきた例は文献に報告されている。シンナリジンはよく日本で使われている薬物であるが，私はまだこの薬でパーキンソン症状を起こした患者を見た事がない。

　それから胃の薬の中の一成分としてフェノチアジン系薬物を処方されるこ

ともあるので，そのような「胃の薬」がアカシジアの原因になっている可能性も考慮する必要がある。

　77歳，男性。アカシジアが一向にとれないので，本人が不規則に服用している粉末の胃の薬の成分を問い合わせたところ，3回分でフルメジン散が1g，すなわちフルフェナジンが1mg含まれていた。この薬を中止した後アカシジアは少しずつ改善した。

2. 体温調節障害

　精神科で治療に用いる薬物の最も重大な副作用としては悪性症候群があり，抗精神病薬を使用中に発熱と筋強剛が起こったら，これを疑うことが必要である。悪性症候群については多くの文献があるので，本書ではふれないことにする。一方，発熱や体温調節障害のみが起こることもある。

　統合失調症で通院中の33歳の男性。

　　　　　リスペリドン（2mg）3T
　　　　　レボメプロマジン（5mg）2T

を毎晩就寝時に服用していた。幻聴はまだ続いてはいるが，内容は穏やかになっているので，それ程気にならない，とのことであった。

　4月9日，風邪気味となり咳が少し出て，頭痛と38℃の発熱のため，内科医を受診，扁桃炎の診断でPLとクラリシドが3日分処方された。しかし，その後38℃前後の発熱が続いたので，4月13日にはクラリシドはクラビットに変更された。しかし，発熱は相変わらず続いたため，4月17日精神科医が診察。悪性症候群を疑ったが，筋強剛，意識障害，嚥下障害は認められず，白血球数5900，CPKは237で正常範囲であった。

　しかし，抗精神病薬による体温調節障害の可能性を考え，リスペリドンを4mg/日に減量したところ，4月19日には37.2℃，4月23日は36.8℃となり，5月1日の精神科受診時まで発熱はなかった。その後1年，リスペリドンを4mg/日に減量したまま続けているが，幸いにして幻聴の悪化はない。

　抗精神病薬による体温調節障害は，このように内科疾患による発熱のあと解熱し難いという症状で現れることもあるので，その疑いがあれば，精神状態に注意しながら，減量を試みるべきである。

次は抗精神病薬による,他の錐体外路症状などについて述べる。

3. ジストニアと不随意運動

　ハロペリドールなど高力価の抗精神病薬で起こる副作用としては,急性ジストニア(筋緊張異常)がある。四肢の筋強剛を伴うこともあるが,一部の筋肉のみの場合もある。よく起こるものとしては,前章で述べた眼球上転発作がある。

　一方,**咽頭の筋肉のジストニア**(pharyngeal dystonia)では嚥下困難が起こり,食事の摂取量が低下する。また,**頬の筋肉のジストニア**(咬痙,trismus)でも,口が開けにくく,食物を噛みにくいので,摂取量が低下する。

　29歳の主婦,うつ状態で家事が出来ないようになり,車に飛びこみたいと言ったり,自分の首をしめる等の自殺企図があったので入院となった。クロルプロマジン40 mg,ハロペリドール9 mg,トリヘキシフェニディル6 mgが処方されたが,服用し始めて2日後ぐらいから徐々に口が開けにくく,食物が噛みにくくなってきた。この傾向はますます著明となり,5日目には,食物を呑み込みにくくなり,お茶も口からこぼれるようになり,かろうじて流動食を少量のみ摂取する状態となった。また,ものを云うときに舌が良くまわらないと本人は感じたが,周りの人は気付かなかったようである。

　しかし,四肢の筋強剛や振戦は認められなかった。ハロペリドールは4.5 mgに減量されたが,減量2日後になっても症状が続いていたのでハロペリドールは中止となった。ハロペリドールを服用しなくなった日の翌日には,普通食を噛んで少量摂取できるようになり,次の日にはゆっくり噛んで全量摂取できている。中止して5日目には普通食を不自由なく摂取できるまでに回復した。このようなジストニアが頬や咽頭の筋肉に著明で,他の錐体外路症状は目立たない場合は,拒食と間違われることもある。したがって,高力価の抗精神病薬が投与されている場合には,眼球が上を見る傾向や,口が開けにくい,呑み込みにくいなどの症状がないか,注意する必要がある。

　一方,これらに比べればまれであるが,**喉頭の筋肉のジストニア**(laryngeal dystonia)では,喘鳴や呼吸困難[151]が起こり,生命に危険な状態にな

りかねない。発声も困難となり，身振りで症状を訴えた症例[152]も報告されている。上記のような急性のジストニアの治療には，抗コリン薬（例えばビペリデン 2-3 mg 程度）の筋注が奏効する。これで症状が消失した後は，抗コリン薬の内服でジストニアの再発を予防する。

　以上は抗精神病薬の投与や増量に引き続いて起こった急性ジストニアで，抗精神病薬の減量や中止により消失するものである。一方，容易に消失しない錐体外路症状としては，遅発性ジスキネジアと遅発性ジストニアがある。

　抗精神病薬を長期間服用した場合，その他の起こり得る副作用としては，不随意運動がある。最もよく知られているのは**遅発性ジスキネジア**で物を食べている時のようにアゴがモグモグ動く，舌が口の中で左右に動く，手指が動くなどが主な症状である。その他，**遅発性ジストニア**が，長期間服用を続けた患者に起こることがあり，多いのは**斜頚**で，顔が例えば右の方を向き，努力すれば正面を向くがまたすぐ右にもどる状態である。一方，顔が一方を向くのではなくて上半身全体が例えば右側を向くと同時に右側へ傾斜するようなジストニアもあり，ピサの斜塔の形から**ピサ症候群**と呼ばれている[121]。

　さて，Gilles de la Tourette 症候群（以下トゥレット症候群と略す）および Meige（メージュ）症候群[118]はそれぞれ 19 世紀末と今世紀初頭（1910）すなわち，抗精神病薬が使用される遥か以前にフランスで記載された不随意運動である。トゥレット症候群は初期のフランスの文献では，汚言を伴う症例にかぎられているが，現在ではそのような内容の発声にかぎらず，一般的に発声を伴うチックがあれば診断上充分と考える学者が多い。メージュ症候群は典型的には，両眼の眼瞼けいれんと口，舌の不随意運動であり，orbicularis oculi が緊張して両眼があけられないようになり，口をつきだし，右または左に歪める運動や舌の運動を伴う[118]。一方，トゥレット症候群[115,116,119,120]やメージュ症候群[114,117,118,120]が抗精神病薬を長期に服用した患者に認められた報告があり，薬物の副作用によっても，これらの症候群が出現することがわかっている。次はトゥレット症候群と思われる不随意運動が認められた例である。

4. トゥレット症候群と遅発性ジストニア

20歳の女子，末塾児で出産，昭和58年，中学3年生の頃，考えこむようになり，自分の考えが人に知られてしまうなどの妄想があり，某精神病院を受診，精神分裂病として，その後昭和63年まで外来通院し投与をうけた。投薬（1日量）の内容は次のようであった。

昭和58年
 ハロペリドール　　　　　　　　　　1〜3 mg
 塩酸トリヘキシフェニデイル　　　　3 mg

昭和59年
 ハロペリドール　　　　　　　　　　4 mg
 スルピリド　　　　　　　　　　　　300 mg
 塩酸トリヘキシフェニデイル　　　　5 mg

昭和60年〜63年5月
 ハロペリドール　　　　　　　　　　4 mg
 スルピリド（63年5月以後中止）　　 200 mg
 塩酸トリヘキシフェニデイル　　　　3〜4 mg
 メトクロプラミド　　　　　　　　　20 mg

ハロペリドール，スルピリドの投与量そのものは多くないが両者が併用されており，60〜63年にかけてメトクロプラミドも投与されている。昭和62年2月頃から肩がよくこるようになり，9月頃から顔が自然に左を向いたり下を向いたりするようになり，肩も自然に上がることがあった。昭和63年になると，頭を後方に振るチック様の動作がたまに見られるようになり，チュッと音をたてて舌打ちをするようになったので，63年5月某大学神経内科を受診し，薬物の作用の可能性を指摘された。薬を中止したところ徐々に不随意運動は少なくなり，4ヵ月後の9月には消失した。ところが，精神症状が再発し，63年10月，別の精神病院を受診，抗精神病薬を投与されたところ再び上記の不随意運動が出現したため平成元年4月，産業医大精神科を紹介された。

初診時は，スルピリドを1日量で200 mg服用中であった。精神状態は落ちついているが，頭を後ろに振る運動すなわち，アゴを左上につき出す運動とチュッと舌打ちをするチック様の動作が同時に起こったり，後者のみ起こったりしていたが，後者は1分間に1回以上の頻度で認められた。IQは70。そこで，スルピリドを毎週50 mgずつ減量し，6月には中止した。首を振る運動も舌打ちの音も徐々に減少していき，首を振る運動は平成元年9月，すなわちスルピリド中止後3ヵ月で消失した。しかし，11月頃から本をたくさん買ったり，アルバイトに応募したり活発になってきた。そこで炭酸リチウム800 mgを処方し，行動は少し落ちついてきた。ところが，平成2年3月頃から，親に対して被害的となり，発言の内容もつじつまが合わなくなってきた。そこでハロペリドール0.75 mgを追加した。これで親に対する攻撃もなくなり4月には落ちつきをみせた。舌打ちはたまに認められたが，上記ハロペリドール投与により増加することはなかった。平成3年1月，ひとりごともまだ続いており，お客さんが来るので本人が変な行動をとると目立つということでハロペリドール1.5 mg/日に増量した。3ヵ月後の4月8日，顔を急に下方や左方に向けて1〜2秒その姿勢を保つ不随意運動が起こり，また，顔がかすかに左右に揺れている時もあった。遅発性ジストニアと考え，早速ハロペリドールを0.75 mgに減量した。

結局

| ハロペリドール | 0.75 mg |
| レボメプロマジン | 5 mg |

という処方になったが，ひとりごとは持続しているものの家では炊事などは手伝っていた。その後，再び精神状態が悪化したため，上記の処方のハロペリドールを1錠半（約1 mg/日）に増量した。更に，精神症状が悪化すれば一時的にハロペリドールを1.5 mgに増量し，治まればまた1 mgに戻すという対応を続けていた。その結果，平成10年頃トゥレット症候群は消失したままであったが，顔が左に向き，左の口角が引きつる遅発性ジストニアは続いていた。

このジストニアを軽減させるため，平成11年4月からハロペリドールを0.25 mgづつ減量すると同時に，精神症状の悪化を防止するために，レボメプロマジンを徐々に増量し，平成12年2月には，

ハロペリドール　0.5 mg

　　　レボメプロマジン　35 mg　　夕食後服用

となった。ジストニアは殆ど目立たなくなったが，母親との疎通性は低下し，独り言もよく言うので，平成12年6月にはハロペリドールをリスペリドンに変更し，平成13年には1 mgへ，平成15年には1.5 mgへ増量，レボメプロマジンは25 mgに減量した。

　平成12年6月以来，ジストニアは消失しており，平成15年10月現在，母親との疎通性は改善され，独り言は1日の特定の時間だけになった。この方はハロペリドールを減量した分，低力価のレボメプロマジンで置換え，残りをリスペリドンに変更した頃から，ジストニアは軽減し，やがて消失した。

　アメリカやヨーロッパでは，使用されていた抗精神病薬をクロザピンに変更して，遅発性ジストニアがやがて消失した症例[160-163]が報告されている。一方，オランザピン[164]やクエチアピン[168]など他の新規抗精神病薬に変更してジストニアが消失した症例の報告も出てきている。遅発性ジストニアの消失は原因になっていた抗精神病薬の減量や中止による[167]と考えられているが，この減量や中止はジストニアを起こし難い新規抗精神病薬に徐々に置換することで可能になった症例も多く，新規抗精神病薬の出現は抗精神病薬による遅発性ジストニアの治療を一歩前進させたことになる。

5．メージュ症候群

　次はメージュ症候群を呈した28歳の女性。工場で働いていたが，昭和63年，会社の人々，まわりの人々が全体的に自分をいじめると言いはじめ，平成元年，某精神病院に3ヵ月入院。退院して職場に復帰。その後，再発予防のため通院して服薬は続けていた。平成3年8月頃から薬をのむと太ると考え，服薬が不規則になり，1日3回処方されていた薬を1日2回服薬したり，1回服薬した日もあった。平成3年10月頃から徐々にまばたきがはげしくなり短時間目を閉じた状態となることがあった。このような回数はふえていくばかりなので，平成4年1月6日外来受診した。

　受診時の処方（以前よりも減量してあると主治医が言ったとの事）の1日量は

　　　　クロカプラミン　　60 mg
　　　　ビペリデン　　　　 2 mg
　　　　ジアゼパム　　　　 4 mg
　　　　ペリシアジン　　　50 mg

で，粉末で3回にわけて服用するよう処方されていた。受診当時は両眼球（黒目の部分）を上の方に上げ，まぶたの中で左から右へ動かし（回転させ），次に目をパチパチさせて半分閉じたような状態にする。口は尖らせてつき出すか左または右へ歪ませる。開口させると舌は遅発性ジスキネジアのように左右にゆっくり動いていた。血清鉄は $96\,\mu g/dl$ で正常。数日前に某眼科を受診したところ，これは眼の問題ではなく，神経から来ており，薬の副作用である可能性を指摘されたのでしばらく薬をやめさせてみたいと母親と本人が主張するので，それでよいと同意した。

　その後，薬をやめたままで1ヵ月半経過し2月21日受診した。同伴した母，妹によると目が閉じるのはまだ続いているが，目が閉じる時間は以前の1/2位に減少した，との事である。しかし，会社では自分がじゃまもの扱いされているといって早退して帰るようになった。そこで，精神状態の悪化の可能性も考え，また不随意運動に対しても薬を急に中止するのはよくないと考え，クロカプラミン（25 mg）1錠夕食後のみ，とりあえず処方したところ，1週間後の2月28日には診察時，目を閉じる時間が一層少なくなり，両眼球を上方に上げて左から右へ動かす動作もほとんど認められなかった。しかし，母親によれば，言葉も動作も乱暴になり，夜に大声で歌を歌ったり，日頃に比べて活発になっている，とのことであった。さらに3月13日は会社の方から，言葉が乱暴で怒りっぽく，精神状態が不安定なようだと母親に知らせがあり，母親は本人をしばらく休ませたいとのことであった。軽躁状態が疑われたため，炭酸リチウム（リーマス）800mg を処方し，クロカプラミンをハロペリドール0.75 mg 1錠に変更した。炭酸リチウムはその後2週間だけ1,000 mg に増量したが軽躁状態の消失とともに800 mg にもどした。

　4月下旬からは職場に復帰し，5月8日からはハロペリドールは中止し
　　1) 炭酸リチウム（200 mg）　　4錠　分2
　　2) レボメプロマジン（5 mg）　1錠　夕食後
で経過をみているが，その後精神的に安定した状態が続き，平成4年6月

29日現在，診察時には口を尖らす運動も，目が閉じたままになる状態も認められなくなった。メージュ症候群の場合も薬物による他の遅発性の不随意運動と同様，ゆっくりと抗精神病薬を減量していくことが症状の軽減につながるようである。本症例のように炭酸リチウムが奏効した場合には抗精神病薬の中止を目標としてよいと考えられる。

一方，抗精神病薬の減量や中止が困難な場合は，他の遅発性ジストニアと同様に，それまで使用されていた抗精神病薬を新規抗精神病薬に徐々に代えていく方法が考えられるが，アメリカではクロザピンに変更して良くなった例[200]，本邦ではオランザピンを用いて，メージュ症候群が消失した症例[179]が報告されている。

6. 眼球上転発作に伴う一過性の精神症状

眼球上転発作は錐体外路系の神経症状で通常自律神経症状を伴うが，精神症状を伴う症例もあることが，既に1930年頃にはよく知られていた。1918年頃からヨーロッパで流行した嗜眠性脳炎 (encephalitis lethargica, epidemic encephalitis) の後遺症で起こった反復性の眼球上転発作は発汗，顔面紅潮，血圧上昇，排尿障害などの自律神経症状を伴い[180,181]，周期的に夕方に起こっていた[182,183]。前方を見つめる状態が，発作の前兆として起こった症例もあった[181]。発作が精神症状を伴うケースもあり，幻視[182,188,190]，視覚領域での錯覚[184]幻触[183,191-193]，幻聴[194,195]，反応の低下や昏迷[183,196,197]，sham rage 様症状[203]，強迫観念[180,195,196,198]などが報告されている。

抗精神病薬による眼球上転発作でも同様で，上記のような自律神経症状を伴い[206]，周期的に午後[199,206]（多くは夕方）に起こる傾向がある。これは，眼球上転発作に限らず抗精神病薬によるジストニアは80％以上が午後に起こる[201]，との所見とも合致する。精神症状も伴うケースがあり，幻視[134,158,187,204]，幻聴[133,134,187,204]，緊張病症状[134]，視覚や聴覚領域の錯覚[185,187,206]などが報告されている。このような一過性の精神症状は統合失調症に限らず，抗精神病薬の投与をうけている感情病[187]，その他の疾患[197]の患者でも報告されている。高力価の抗精神病薬で治療を受けている患者に多く，低力価[133]または新規の抗精神病薬[134]への変更や，抗パーキンソン剤の追加[133,187,206]により，眼球上転発作も精神症状も消失している。

54歳の男性，統合失調症で外来通院中であるが，薬物療法により幻聴は殆ど聞こえなくなっていたが，「週に一回ぐらい，午後3-7時頃，30分から1時間ぐらい，目が勝手に上を見上げるようになり，その間，声が聞こえてくる」と訴える。当時の処方は

プロペリシアジン　（25）　3 T
ハロペリドール　　（2）　3 T
プロメタジン　　　（5）　3 T　　分3食後

であった。ジストニアを最も起こしやすいのは高力価のハロペリドールと考え，これを徐々に減量したところ，眼球上転発作の回数はやがて月に一回となり時間も30分以下となった。1日量2 mgになった時点でリスペリドン2 mg（夕食後のみ）に変更したところ，3ヶ月に1回以下の頻度になった。この時点で，精神症状の悪化は認められていないので，次はリスペリドンの減量または中止を考えているところである。発作が起こる時間帯は以前と同様夕方である。プロペリシアジンとプロメタジンは上記と同じ投与量を続けている。治療としては，この例のように抗精神病薬の減量が可能であればそれを行ない，減量が困難な場合は，今までの報告例で効果が認められている方法（上述）を試みる。

7．眼球上転発作を伴わず，周期的に起こる一過性の精神症状

　上述のような眼球上転発作と自律神経症状を伴う反復性の精神症状のケースでも，低力価または新規の抗精神病薬に変更すると，同様の一過性の精神症状が眼球上転発作なしで出現することもある[134,186]。別の症例では，抗精神病薬をごく少量づつ減量したところ，眼球上転発作のみが消失し，精神症状が自律神経症状とともに，数ヶ月以上に亘って夕方に周期的に再発している[158]。この様な症例があることから，上述の自律神経症状を伴って午後（夕方が多い）に周期的に再発を繰り返す一過性の精神症状は，眼球上転発作を伴わなくても，抗精神病薬の副作用を一応疑ったほうがよい。

　次はそのような例である。統合失調症で入院中の57歳の女性，週に2回ぐらい，5時頃になると，顔面紅潮，発汗が認められ，話しかけても反応がなくなり，血圧は170 mmHgにまで，上昇する。この状態は1時間ぐらい

続いて自然に治まり、発作中の体験を尋ねると、「周りのものの色が濃く鮮やかになり、車の走る騒音が急に大きくなって、自分に迫って来るようで恐ろしかった。」と視覚と聴覚領域での知覚の強度（intensity of perception）の急激な増加を体験しているようであった。チミペロンとスルピリドが併用されていたので、高力価の抗精神病薬チミペロンを2-3ヶ月かけて徐々に減量し中止したところ、周期性の精神症状は出現しなくなった。

　この症例のように、**色や物の輪郭が普段より濃くはっきり見える、音が急に大きくなる**など、認知の強さ（intensity of perception）の一過性の増加や、視覚領域での他の錯覚[208]（小視など）は、抗精神病薬による（または抗精神病薬療法に関連した）「発作性知覚変容」として報告された症例[205-211]に多く、躁うつ病圏内の症例[207,208]にも認められている。この様な症状は、眼球上転発作を伴わない症例に多いのかもしれない。一方、知覚変容ではなくて、幻視[158,212]やその他の精神症状[212]を呈した症例も報告されている。

　なお、自律神経症状については「急に気分が悪くなった」「汗が出る」「強い尿意を催し、トイレに行ったが尿が出ない」等の訴えや、顔面紅潮または蒼白、脈拍や血圧の急な上昇、流涎等が参考になる。

　眼球上転発作を伴わない場合も、抗精神病薬による精神症状であれば、上記（6）と同様の治療で、病相の長さや頻度が減少する傾向があり、これが診断に参考になる。

8. 新規抗精神病薬について

　既に上記4でも述べたように、遅発性ジストニアを起し難い新規抗精神病薬、中でもオランザピンやクエチアピンは有用であるが、注意すべき点もある。錐体外路症状が起こり難いといっても、オランザピン[169,170]やクエチアピン[171,172]による悪性症候群も報告されている。また、クロザピンやオランザピンを服用している患者では血中トリグリセリドの増加[174]、耐糖能試験では血糖値の上昇[173]が認められている。また、クエチアピンを服用中の患者でも糖尿病罹病率の増加[175]が報告されている。これらの問題は体重の増加と関連がある場合が多いので、上記の薬は体重測定や空腹時血糖（必要に

応じ HbA$_1$c）などの検査を定期的に行なって使用すべきである。既に糖尿病になっている人には使用すべきでないし，家族歴などから糖尿病になりやすい体質が疑われる場合には使用を控えた方が良い。

第8章　ベンゾジアゼピン系薬物

行動に及ぼすまれな副作用と高齢者に処方する際の注意

　ベンゾジアゼピン系薬物は一般的には安全な薬と考えられており，重大な副作用はまれである。しかし腎機能が低下している人や老人では副作用が出やすい。これらの人々では半減期の短い種類のものでも量によっては傾眠状態，場合によっては見当識障害も起こる。次はそのような例である。

　77歳，女性，MさんはM尿病とmyelodysplastic syndromeという診断でN病院内科に入院したが腹水がたまっていることがわかり，4月25日からフロセミド（ラシックス）が投与された。腹水はよくなってきたが，血中カリウムは2.8〜3.1 mEq/l程度となり6月8日には全身倦怠感が著明となったが，自室のテレビなどは自分で操作して見ていた。ところが6月13日夕頃から徐々に傾眠傾向が出現し，動作がだんだんのろくなり，呼びかけには返事はするが，何もしないで臥床したままで起き上がらなくなった。さらに「風呂に入れと言われました」など突然誰も言っていないことを答えたり，病気について悲観的な内容の発言があったために，N病院入院中のまま6月19日産業医大病院精神科外来を受診した。受診時，眠たそうであるが，目をあけた時に姓名や年齢は正しく答える。つきそってきていた娘さんなど人物に対する見当識は正常であったが，さらに時間や場所の見当識をしらべようとしたところ眠くなったのか目を閉じてしまい，問いに対して返答しなくなってしまった。担当の内科医は，頭部CTも異常ないことを確かめており，原因として心当りはないという。

　受診当時，血圧140/60，血中NH_3 49 μg/dl，血糖175 mg/dl，BUN 15 mg/dl，クレアチニン0.8 mg/dl，尿検にて尿糖（−），ケトン体（−）

表1　Mさんの経過（看護日誌より）

6月19日（夕からロラゼパム中止）
　　　　6：00　呼名に対し開眼，口を動かすも言葉出ず，痛感（+）
　　　　　　　浅眠状態変らず，18：00　夕食ほとんど摂取せず
6月20日
　　　　11：30　昼食2割摂取，呼名に対し開眼発語あり
　　　　21：00　症状変化なし
6月21日
　　　　6：00　呼名にて応答（+）なるも倦怠感（+）にて気力なく
　　　　13：00　主食10割，副食8割摂取，夕食9割
　　　　　　　（上体を起こせる，意識が少しずつはっきりしてきた）
6月22日
　　　　8：00　気分良好，発語ありてはっきりしている
　　　　12：00　活気上昇傾向
6月23日
　　　　6：00　意識明瞭なるも会話リズム遅い
　　　　12：00　歩行にてトイレまで行くも軽度ふらつきあり
　　　　15：00　気分良好にて「お世話になりましたねー」
6月24日
　　　　15：00　意識状態↑↑，トイレまで歩行
　　　　18：00　夕食7割自力摂取
6月25日
　　　　10：00　気分不快なし，理解力もよい
　　　　18：00　自力でトイレまで歩行す，ふらつき（−）
6月26日
　　　　10：00　歩行良好，自分のことは自分できちんとできている。
　　　　　　　顔の表情あり。…
　　　　　　　…夕食全量…「どうもありません」と笑顔あり

であった。6月13日頃から徐々に意識障害が起こってきたのであれば何かこの頃検査所見か投薬に変化がなかったのだろうか……。T_3 は 0.63 ng/ml で多少低くなっているが，T_4 は 6.00 μg/dl，TSH は 3.70 μU/ml で正常，GOT，GPT など肝機能の値はずっと正常のままであったが，6月13日夕からロラゼパム（ワイパックス）が1日量2mgを朝夕にわけて投与されていたので早速これを中止することにした。

中止後の経過をN病院の看護日誌の抜粋で表に示した。主治医によると，患者の悲観的な発言は6月13日以前からあり，そのためにロラゼパムを処方したとの事であった。ロラゼパムは半減期が短い薬物であるが，中止後4日目の6月23日になってやっと意識がはっきりしてベッドの上で上体を起こせるようになり，このあと安定して食事を自力摂取するようになっている。その後7月14日外来に本人が受診したが，顔色もよく，すっかり明るい表情になっていた。70歳以上の患者では腎機能に異常所見がなくても用量に充分注意しなければならないこと，また短時間作用薬であっても高齢者では作用が2〜3日以上持続する可能性を示している。

　さて，薬物が精神状態に及ぼす影響は使用量によって異なるばかりでなく個人差がある。ベンゾジアゼピン系薬物も，処方してかえって患者の症状が悪化するような場合がまれではあるが存在するので，次にそれについて述べる。

　まず短時間作用薬（半減期の短いもの）を使用する際の注意としては，ロラゼパム（ワイパックス），トリアゾラム（ハルシオン）などを多めに服用した場合の記憶の障害[50]である。これらの薬物を服用して一旦入眠した後，夜中に起こされた場合に特に起こりやすいが，本人は外から見ると普通の行動をしているわけであるが，後からその行動を明瞭に思い出せない事もあり，本人にとってはショックである。薬を減量または中止すればこのようなことはなくなる。

　作用の短いベンゾジアゼピン系薬物を昼間の不安やそれに伴う自律神経症状がある患者に眠剤として投与する場合は注意を要する。例えばトリアゾラムを0.5 mg就寝前に投与し続けるとはじめのうちはよいが，1〜2週間後には昼間の不安が増強したり[41,58]早朝覚醒が起こることがある[41]。つまりねつきがよくなるかわりに翌朝以後の時間帯ではかえって状態が悪くなるわけで，その場合はより半減期の長いもの，例えばフルラゼパム（ダルメート）に変更するのがよい。

　一方，老人や腎機能が低下している人では，半減期が中程度以上のベンゾジアゼピン系薬物は蓄積しやすく，意識レベルを低下させやすいので，この点，半減期が短い方が安全である。

　次は，ベンゾジアゼピン系薬物を処方した際まれにみられるイライラにつ

いて述べる。人間での体重当りの用量をマウスに慢性的に与えると（マウスの体重に換算するので，ずい分少ない量になるが）攻撃性の増加が報告されている。例えばグループで飼育したマウスに飼料1g当り0.1mgのジアゼパムを混ぜて与えると，相互の攻撃が増加し，そのため死亡率は倍増する[21]。マウスの場合は同様の結果がクロルジアゼポキシド（コントロール）や他のベンゾジアゼピン系薬物についても出ている[22,29]。

行動に及ぼす薬の作用は動物の種によって異なり，マウスでの結果を直ちに人間に当てはめて考えるわけにはいかない。しかし人間の場合，まれではあるが投与後イライラが高まったり行動が乱暴になったなどの変化が認められ，投薬を中止するとこのような状態がよくなったという症例報告はある。

二重盲検としては，健康な学生でのオキサゼパムの投与実験では攻撃性や易怒性の増加は認めないという報告[68]がある。不安が高い患者にクロルジアゼポキサイドを投与し若干攻撃性が増加したとの報告[42]やアルプラゾラムによる躁状態の報告[213,214]はあるが，現在のところ人間では常用量で攻撃性が増加することはまれと考えるのが一般的と思われる。しかし，より多くの量を使用した場合の副作用は必ずしもまれではない。例えばジアゼパムを1日40mgの投与ではうつ症状や自殺念慮[32]が，またより大量では攻撃性の増加[28]も報告されている。また小児に抗てんかん剤としてクロナゼパムやニトラゼパム（ベンザリン）を投与した場合，行動が落ちつきなく，いたずらが増加することがある。

一方，統合失調症患者にベンゾジアゼピン系薬物を使用した場合，行動が悪化した報告がある。例えば，不眠に対しニトラゼパム1日10～20mg投与の後，行動に問題が生じ保護室に収容しなければならなかったが，中止後回復した症例の報告[24]がある。ニトラゼパムの常用量は5～10mgであるから，常用量の上限またはそれ以上を使用した場合に悪化が認められたことになる。現在のところ統合失調症患者ではどの位の割合でこのような悪化が起こるのかよくわかっていない。また躁病など躁状態を呈している患者にクロナゼパムを投与（抗躁剤に追加投与）して多弁や攻撃性が一層はげしくなったとの報告がある[7]。これらの攻撃性増加などは使用量が多かったことに原因があるのかもしれない。ベンゾジアゼピン系薬物を多めに出さないと不眠など改善されないために使用量が多くなったとすれば，統合失調症や躁病患

者の不眠や焦躁状態に対しては別の方法，例えばレボメプロマジン（ヒルナミン）などの投与を考えた方が無難であろう。ベンゾジアゼピン系薬物により疎通性が改善した統合失調症患者の症例も，抗躁剤にクロナゼパムを追加して症状が改善した躁病の症例報告もあるが，薬に対する反応には個人差があるので上記のような悪影響の可能性も考慮しなければならない。

　ベンゾジアゼピン系薬物を使用する際の注意をまとめると次のようになる。これらの薬物はまれではあるが攻撃性を増加させることがあり，用量が多めであればその傾向は著明になること，また作用時間の短いベンゾジアゼピンは老人の入眠剤としては適した面があるが，人によっては早朝覚醒のもとになったり，昼間の不安が増加することがある。また老人の場合は，その用量に注意し，昼間に傾眠が出現したら中止することである。長期投薬の後に中止する場合には離脱症状が起こることがあるので減量や中止について次章を参照されたい。

第9章 ベンゾジアゼピン系薬物の離脱症状

　ベンゾジアゼピン系薬物を長期間服用して急に止めると，何日か後になって不安が増加した状態になることがある。例えば不安状態のためにアルプラゾラム（コンスタン）を1日1.6 mg服用していた52歳の女性Kさんが症状も改善してしばらく経った時期に友人から安定剤は止めた方がよいと言われ中止した。ところが，その2日後の夜全く眠れず，今にも死にはしないかとの強度の不安状態（パニック）となり，夜中に救急外来を受診したが同じ薬物を再び投与されて症状はおさまっている。つまり1.6 mgから急に0にすると薬を使用する以前より一層強い不安状態になったというわけである。

　次は25歳の男性，Sさん，ブロマゼパム5 mg錠が朝1錠，夕1錠処方されていたがこれが突然中止になった。2〜3日後には吐き気を訴え不安でしようがない，と落ちつきがなくなり，夜は眠れなくなった。汗もよくかくという。手指の振戦はなかった。

　このような現象は他のベンゾジアゼピン系薬物でも起こり得る。症状としては不安やイライラ感，吐き気，嘔吐，手指の振戦，発汗，光や物音に対する過敏性などである。したがってしばらく服用し続けた患者に対してはこの薬は徐々に減量した方がよいので勝手に中止しないように言っておいた方がよい。

　ベンゾジアゼピン系薬物は比較的少量でも2—3ヶ月以上持続的に服用すれば依存が生じ，中止した後2〜4週間にわたって離脱症状が起こったとの報告もある。ジアゼパム（1日量）10 mgまたはそれ以上を1年以上にわたって服用した人々についての調査[60]では薬を中止すると睡眠が2〜3時間し

かとれない日が3〜4日続くが，8〜10日目には大体よく眠れるようになっている。しかし人によっては頭痛や筋肉痛，不安感，抑うつ感，イライラ，物音や光に対する過敏，離人症状などが離脱症状として2〜4週間持続する場合もある。

さて，より多量，例えばジアゼパムであれば1日15 mg以上を長期間服用して急に中止すると症状もより重症となる傾向がある。

重篤な離脱症状としては，腱反射亢進，ミオクローヌス，意識障害，幻覚，せん妄が報告されている[8,69,86]。多量を常用していた場合の離脱症状では，幻視，幻触，幻味などが幻聴よりもよく出現する傾向[153]があり，幻嗅も報告されている[154]。脳波では発作波[56]が出現することがあり，血中コーチゾールは上昇[44]する。けいれん発作やせん妄などの重篤な症状はジアゼパムであれば1日量30〜40 mg程度を服用していた場合が多い[16]が，1日量15 mg〜25 mg程度でも長期間服用して急に中止した場合には同様の症状が出現した報告がある[55,86]。薬物を中止してから症状が出現するまでの期間は薬物の半減期の長さによって異なり，エチゾラム（デパス）のような短時間作用薬では，中止後3日目に出現しはじめ，6日目には消失する（先で述べる64歳の男性の症例がこれに近い）。ジアゼパムの場合，最も症状がひどくなるのは中止後6〜8日が多い[16,55,61]。なおジアゼパムの離脱症状によるせん妄では，ジアゼパム5 mgを静注すれば症状はすみやかに改善されるので，これが診断に役立つ[16]。ジアゼパムの静注は，ニトラゼパムなど他のベンゾジアゼピン系薬物による離脱症状に対しても同様の効果が認められる[79]。

1．せん妄

49歳，男性，Fさんは某病院でうつ病として治療をうけていたが，その病院の医師から産業医大に紹介され入院した。入院までは2種類の抗うつ剤の他，ベンゾジアゼピン系薬物なども処方されていたが，あまり症状の改善がはかばかしくないとの事であった。薬があまり効いていないのであれば，薬を飲んでいない時の状態をまず観察してから治療を考えようということで主治医は全部の薬を中止した。3〜4日経ったところでまず不眠とイライラが出現し，6日目には虫がいるなどの幻視が出現，7日目には構音障害と手

指の振戦が現れ見当識は低下し計算ができなくなった。9日目には大発作が3回起こり脳波には発作波が認められた。14日目の血中コーチゾールは27.2 μg/dl で高値を示していた（入院当時15 μg/dl）。主治医は抗けいれん剤を処方してCreutzfeldt-Jacob病の可能性も考えた。ところが日がたつにつれて意識は回復し、ベンゾジアゼピン系薬物中止1ヵ月後の脳波検査では発作波は認められず正常脳波であった。フェニトイン（アレビアチン）も減量しやがて中止したが、けいれん発作はその後は起こらなかった。そのうちに患者はうつ症状を訴えはじめたので主治医は抗うつ剤を処方し、うつ症状は徐々に改善していった。血中コーチゾールも入院後2ヵ月で8.6 μg/dl となり正常範囲内となった。

この患者の場合、入院の40日前からニトラゼパム 20 mg/日、30日前からブロマゼパム（レキソタン）10 mg/日、13日前から20 mg/日に増量され2ヵ月前からクロチアゼパム（リーゼ）20 mg が処方され、これらが入院とともに中止されたのであった。このように大量のベンゾジアゼピンが急に中止されると、大発作と意識障害（せん妄）が出現し、意識障害がすっかり回復するのに（ベンゾジアゼピン中止後）約3週間を要している。

せん妄は必ずしも大量のベンゾジアゼピンを中止した場合にかぎったことではない。ベンゾジアゼピン系薬物が二種またはそれ以上投与されている場合には、一種類に換算して合計が常用量を超えていれば、年配の人ではせん妄を起こしやすい。次はそのような症例である。

64歳の男性。既往症としては平成元年に左側硬膜下血腫の手術をうけた。その後平成2年1月から筋緊張性頭痛、不眠などのために精神安定剤（内容については下記の入院当時には不明で、あとで問い合わせてわかった）をずっと服用していた。

平成5年7月閉塞性黄疸が出現、7月29日、胆道外瘻術の目的で外科病棟へ入院。それまで服用していた「精神安定剤」は入院時に持参していないので、それ以後服用していない。7月30日手術。7月31日経過は順調であった。ところが入院4日目の8月1日の午前中から患者の行動に変化が見られている。突然「ドリンク剤を飲まなければ…」とか「御飯を食べなければ」と言ったり、**落ちつきなく**ソワソワしはじめ、点滴の管、IVHの管、ドレーンの管など自分の体についているチューブ類を気にしはじめた。夜

10時頃になると，**ここは姉の家だ**，ここに寝ているのは誰か，と隣の患者を指してけわしい表情で看護婦に言う。その後うとうとしていたが急に目をさまし，ベッドサイドに裸になってIVHの管を引き抜いてしまい「火事だ」と叫ぶ。「財布を盗んだだろう。返さんか！」と看護師を殴ろうとする。外科の主治医は患者を眠らせなければと考え，四肢抑制しホリゾン（ジアゼパム）10 mg 静注したところ，患者はいく分落ちつき口調は穏やかになったが，意味不明なことを相変わらずつぶやいている。その後コントミン（クロルプロマジン）25 mg を2回筋注し，ハロペリドール（5 mg）の静注を行ったが，8月1日の夜は全く眠れず，抑制されている手足をバタバタさせている状態が続いた。翌朝（8月2日）になると「包丁持ってこい，ハサミ持ってこい」と繰り返し言う。8月2日午前11時，私が往診した時は，不穏状態でつぶやきがあり，見当識は時間，空間とも障害されており，側にいた外科の主治医を見ても誰であるか答えられない状態であった。血中電解質，血中アンモニア等は正常。

　診察のあとドレーンを引き抜いて血だらけになり，床の上で放尿した，との連絡があった。この様子では夜中安静が保てないと判断し，ヒルナミン（フェノチアジン系薬物，レポメプロマジン）を夕食後5 mg 内服させるよう指示した。服薬後はベッドに臥床していたが，眠っては目をさまし，浅い眠りであったようである。翌8月3日朝，「今日は平成5年8月3日」「ここは〇〇病院」など見当識が回復してきている。しかし「昨日はここでボヤ騒ぎがあった」と言う（事実ではない）。計算は $100-7=93$ はできるが，$93-7$ 以後はできない。呆然とした表情が続いていた。

　やがて入院前常用していた薬の内容は
1) 　デパス（0.5 mg）　　　　　3T
　　グランダキシン（50 mg）　　3T
　　エレン　　　　　　　　　　3T
　　　分3
2) 　ハルシオン（0.25 mg）　　　1T
　　　就寝時

であることがわかった（デパス，グランダキシン，ハルシオンの一般名は次項参照）。今回の意識障害は上記の薬物を急に中止したための離脱症状であ

ると考え，夜がぐっすり眠れるようになるまでは夕食後にヒルナミン5mg1錠服用させるよう指示した。8月3日の夜からはぐっすり眠れるようになったのでその後半錠に減量し，やがて中止した。看護スタッフによれば8月3日の夜以後は病棟で異常な言動は認められていない。8月5日朝の往診では見当識も正常となっていた。本人曰く，8月3日までは頭がボーッとしていて，それまでの自分の行動について（人から言われても）覚えていない事があるが，私（筆者）が8月3日に往診したのは覚えており，8月4日から頭がすっきりしてきたと言う。結局，入院（すなわち，抗不安薬中止後）4日目の8月1日から8月3日の3日間意識障害が認められたことになる。

2．ミオクローヌス

ベンゾジアゼピンの離脱症状としては，大発作やせん妄の他には，ミオクローヌスがある。

33歳の男性，平成3年10月頃から頭痛，頭重感と頭の働きがにぶくなった，という事で，脳外科の病院を受診していろいろ検査をうけたが異常がないということで平成3年末神経内科へ紹介され平成4年1月4日から下記の薬物を投与された。

1) デパス（0.5 mg）　　　2T
　 ミオナール（50 mg）　　2T
　 グランダキシン（50 mg）2T
　 　分2　朝，夕食後
2) ハルシオン（0.25 mg）　2T
　 　寝る前

上記のエチゾラム（デパス）およびトフィソパム（グランダキシン），トリアゾラム（ハルシオン）はベンゾジアゼピン系薬物である。服薬で夜は眠れるようになり，頭痛はいくらか軽快して，頭が重たいという程度になったが，2ヵ月間服薬しているのに，他の症状はよくならない，ということで平成4年3月2日産業医大精神科を受診した。主訴は頭が以前ほどよく働かない，という事だったのでとりあえず上記の薬物を徐々に減量する目的で，ま

ず処方全体を半量に減量，すなわち，上記1)は夕食後の分のみ服用，2)は1錠のみとし，先ではさらに減量してから他の薬にかえてみましょう，と話した。ところが，本人はこの指示を守らなかった。4日後の3月6日には，全身をガタガタふるわせて受診した：肩が上下に，肘の部分は左右に，両下肢もブルブルにふるわせて診察室のベッドに横になっている。本人曰く，「今までの薬は全くきいているとは思えないので3月2日夕からすっかりやめてみました。3月2日と3日は夜は眠れて別にかわりなかったが3月4日から夜が眠れなくなり3月5日から全身がガタガタふるえる。神経の重大な病気にでもなったのでしょうか？」と。ベンゾジアゼピン系薬物をすっかり中止して3日経過して起こっているので離脱症状としてミオクローヌスが起こっていると考えジアゼパム（ホリゾン）をゆっくり静注してみたところ，5 mg注入したところでミオクローヌスが消失した。その後上記の処方をそのまま1週間投与した後予定通り半量にしたが，その後ミオクローヌスは起こらなかった。

次は68歳，男性，Kさん。躁うつ病予防のため炭酸リチウム400 mg，レボメプロマジン25 mgが処方されている。坐っている時に1日に何回もあたかも急に後ろから脅かした時のように上半身をビクッとさせる。意識消失は全くない。カルテをみると5日前にそれまで毎晩ニトラゼパム10 mgを服用していたのにそれが中止されている。離脱症状のミオクローヌスと考えた。早速ニトラゼパムを5 mg与えたところこのミオクローヌスはなくなった。1週間後5 mgを2.5 mgに減量，さらに1週間後は中止したが別に症状は起こらなかった。

この人の場合はけいれん発作は起こらなかったが，ニトラゼパム10 mg程度でも長く投与されていた場合に急に中止するとミオクローヌスをはじめ種々の症状が出現することがある。

3. 高齢者の場合

70歳以上の高齢者では**添付文書に記載されている常用量**であっても，長期間服用し急に中止すれば離脱症状として幻覚や妄想が出現することがある。高齢者にとって「常用量」は既に過量であること，高齢者は意識障害を起

こしやすい[150)]ことが関連していると考えられる。離脱症状が起こった場合，意識障害を伴うことが多いためか，家族やまわりの人々は**惚けがはじまった**と考えることが少なくない。次の症例では「痴呆のはじまり」として家族が受診させた高齢者での幻覚や妄想，およびその治療過程を具体的に示した。

　ベンゾジアゼピン系薬物の離脱症状は時間がたてば消失する。薬物の半減期の長さによって異なるが，薬を中止した後，高齢者でも長くて20日もすれば症状は消失する。しかし，薬を中止したままでは，症状が最高になった時点で一日中幻覚になやまされ，興奮もはげしくなるので，入院治療が必要になることが多い。症状を軽くすませることを優先するとすれば，以前服用していた抗不安薬の投与を再開し，抗精神病薬を併用しながら，抗不安薬を徐々に減量していく方法がある。以下に述べる症例では，この方法を用い，外来での治療が可能であった。

　症例は74歳の女性で専業主婦。

　家族歴としては患者の兄の子が精神分裂病で入退院を繰り返している。

　患者は精神科初診の約10日前まで約1年間フルニトラゼパム（ロヒプノール）1mg錠をほとんど毎日服用していた。

　初診の数日前には，「暴力団につきまとわれて家庭がこわれそうになっているので相談に来る」と結婚している娘から電話がかかった，と夫に言ったが待っていても娘は来ないので夫が電話で確かめると，そのような事実はないことがわかった。初診の2日前には「知り合いの○○さんが死んだので葬式がある，と知らせがあった」と夫に言うので夫とともに出かけたが，○○さんは元気であった。初診の前日の昼は「暴力団が来て，いとこが殺された」と言い，落ちつかずウロウロしておびえ，失禁もした。夕方には親戚や知り合いの名前を次々にあげ，死んだとか気が狂ったとか言って泣き続け，部屋の隅に隠れようとする。平生と異なったことを言う時間が長くなり，家族との会話も徐々に困難になってきたので，「最近どうも惚けてきたようだ」と夫が感じ，受診にいたっている。初診時は見当識も一応はあり，計算も100−7はできたが，それ以後の計算が間違う程度であった。

　本人の言では，以前毎日服用していたフルニトラゼパムをすっかりやめて数日後から夜中に目ざめた時，声が聞こえてくるとの事である。フルニトラゼパムの離脱症状による幻聴を疑い，まずは以前服用していた通りフルニト

ラゼパムを毎晩1 mg錠を1錠服用していただくことにした。ところが，第1日目は服用したが，次の日になると夫が有害な睡眠薬を服用させようとする，と夫に対して被害感を持ったために服用せず，その晩は一睡もせず，家の中を落ちつきなくウロウロ歩きまわり，翌朝は夫を寄せつけないという状態になった。たまたまその日が脳波の検査をうける日であったが，技師が頭に電極をつけようとすると，「私はまだ（生きている間に）することが残っています。殺さないでね！」と泣きはじめた。夫や主治医が説得し，娘が手を握って何とか脳波検査は終了，脳波所見は正常であった。数日後，この日の出来事について質問すると本人はよく覚えており，技師や医師の顔が異様に見え，自分の頭に薬をつけて殺すのかと思った，また脳波室に白い人形のようなものが立っていてこわかったと言う。そこで，このような幻覚および妄想に対する抗精神病薬としてハロペリドール1 mg（0.75 mg錠を1錠半）を併用することにした。この後数日，順調にフルニトラゼパム1 mgの服薬を続けたが，（見知らぬ）おじいさんとおばあさんが見えると言って（その幻に）話しかけたり家の中を落ちつきなくウロウロ往復し続ける日もあった。一方，朝起きた時に「隣の坊やが鉄砲持ってくる」など夫に言った日もあったが，言った後で，どうもあれは夢（の中の出来事）だったようだ，と取り消すようになってきた。本人の言によれば徐々に夢と現実の区別ができるようになったとの事である。以後の薬の投与量は図8に示した。

　フルニトラゼパム1 mgを再投与して1週間後には幻聴は出現しなくなったので更にその1週間後にはフルニトラゼパムの量を毎晩3分の2錠すなわち約0.7 mgに減量した。減量の後1晩だけフルニトラゼパムの服用を忘れたが，その日は眠れている。しかし，翌朝は「いとこの○○さんが暴力団につきまとわれている，と知らせがあった」と夫に言っており，やはりそのようなことが聞こえてきたとの事であった。声が聞こえてきた時は幽霊のようなものが見えることもあると言う。服薬を減量したまま2週間続けて次は2分の1錠つまり0.5 mgに減量して2週間続けた。この間も1日服薬しなかった日があったが，幻聴が再発している。その後2週間はフルニトラゼパムを3分の1錠，つまり0.3 mgに減量した。ハロペリドールは1 mgのまま続けて夕食後に投与した。その後フルニトラゼパムはすっかり中止しハロペリドール1 mgのみ投与したが2週間後にはこれも0.75 mgとし，やがて

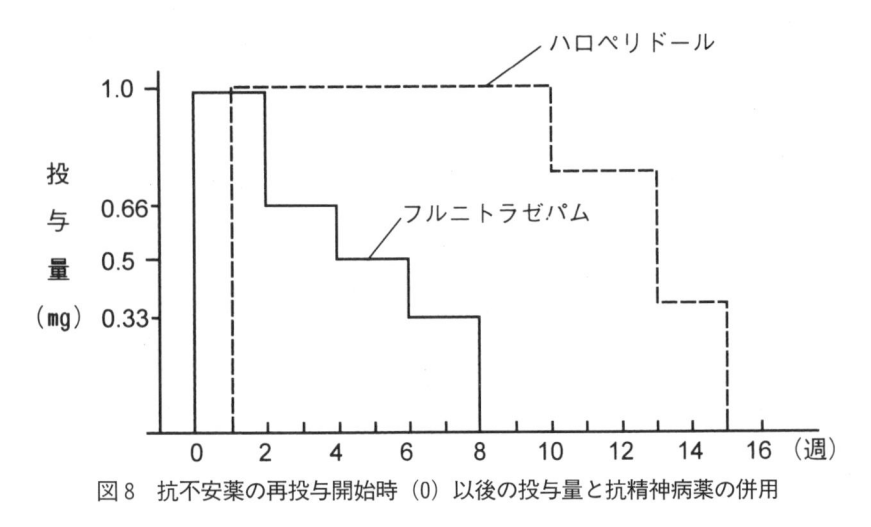

図8 抗不安薬の再投与開始時（0）以後の投与量と抗精神病薬の併用

0.75 mg 錠の半錠，すなわち約 0.4 mg に減量，更に2週間後には，これも中止したがその後幻聴の再発は起こっていない。

抗不安薬の離脱症状で出現する幻覚，妄想は次のような点で統合失調症と異なる傾向がある。まず，幻聴ばかりでなく，本症例のように幽霊が見えたり（幻視），技師や医師などの顔が異様に見えるなど，**視覚領域での異常が著明に出現する**。次に幻覚や妄想の中で**被害をうけたり不幸が訪れるのは**（患者も含まれることがあるが）多くの場合**患者以外のさまざまな人である**。本症例でも娘やいとこが暴力団の被害をうける，知人が死んで葬式，などの幻聴が起こっている。これらは Cutting[113] が外因性の幻覚，妄想に共通として述べた特徴に相当する。統合失調症の場合は被害をうけるのは一貫して患者自身であり，まわり全体から患者が何かされるという同じテーマの幻聴や妄想が長時間持続する。

本症例では，幻覚や妄想の内容が次々にかわり，まるで夢の中の出来事のようにまとまりがない。回復期には，夢の中の出来事を現実と間違えたらしいと述べる患者もいるし，本症例のように早朝夫に何かを言った後で，さきほど言ったことは夢の中の出来事だったようだと取り消すこともある。抗不安薬の服薬を忘れると幻覚が再発することも鑑別診断の助けになる。本症例では患者の兄の子が統合失調症で治療をうけているが，以上のような点から，

患者の病気は別のものと考えたわけである。

　離脱症状を速やかに診断するには，抗不安薬を静注し，少なくとも一時的には症状が消失するかどうかをみる，という方法がある。本症例では，静注用のフルニトラゼパムすなわちサイレースを使用する方法があったが，被害意識が著明であったため，注射は行わなかった。

　抗不安薬を再投与して徐々に減量していく場合どの位の量まで減量すれば中止してよいか，については個人差があるが，本症例では1日半錠すなわち0.5 mgにまで減量した時期でも1回服用を忘れた日の翌日幻聴が出現している。しかし，1日0.3 mgに減量して2週間後には中止しても幻聴の再発は起こっていない。フルニトラゼパムの用量は0.5〜2 mgとなっているが，一般的な常用量の下限よりも更に少ない量にしてから中止するのが安全ということになる。もしその量で中止して幻覚の再発が起こればその量の投与を再開し，更に減量して2週間後に中止を試みる，ということになる。

　一方，依存を起こすに必要な量も個人によって差があると思われる。本症例では1日3分の1錠すなわち，0.3 mgにしてからは中止しても症状が出現していないところから，この量であれば依存を起こさないと考えられる。しかし，はじめから0.5 mg，すなわち1 mg錠の半錠を服用していたとすれば，常用して依存を起こしたかどうかについては何ともいえないことになる。

　要は高齢者の場合，一般には常用量と考えられている量でも長期間常用すれば離脱症状が起こり得るということである。

　どの位の**期間**毎日服用していれば，依存，つまり中止した際，離脱症状が起こり得る状態になるかについても個人差があるものと思われる。3ヵ月以上という説もあるが，上記の症例のように1年間も常用していれば離脱症状は免れないと考えた方がよい。幻覚が出現するか否かには個人差がある。

　高齢者で抗不安薬を長期間服用している人は少なくない。また自分の意志で中断する人も少なくない。離脱症状として本症例のような幻聴が起こる人はごく一部であろうが，痴呆などと間違わないようにしたいものである。離脱症状による幻覚，妄想であることを見逃すと抗精神病薬を不必要に長期間投与することにもなる。したがって，70歳以上の高齢者に急に幻聴が出現した場合，アルコール幻覚症の可能性を除外するため飲酒歴を尋ねるばかり

でなく，長期間常用していた抗不安薬がなかったか，尋ねることが重要ということになる。

また，高齢者に抗不安薬を投与する場合には，量は少なめに（例えば本症例では 0.5 mg ぐらいが適当），眠れない日だけ服用し，毎日にならないように注意することであろう。一方，毎日服用しはじめても 2 ヵ月内であれば急に中止しても上記のような重症の離脱症状が起こることはほとんどない。本症例のように 1 年間も服用しつづけた後に中止する場合は，「常用量」の下限以下にまで徐々に減量するのが安全である。

このように高齢者では比較的少量でも重症な離脱症状が起こり得るようで，ニトラゼパム 5 mg を 1 年間投与されていた高齢者に中止後ミオクローヌス様けいれんと線維性筋攣縮が出現した例も報告されている[19]。

上記で明らかなように，これらの薬物を 2, 3 ヵ月以上常用した後中止する際には，ある程度の期間をかけて少しずつ減量することが必要である。自律神経症状や不眠に対し内科でベンゾジアゼピン系薬物を投与されている患者は多く，自分の意志で急に転医することも少なくない。薬物の投与量と期間によっては中止した場合症状が出現する可能性があるので，紹介状なしで転医した患者の診療を担当する場合はそれまで服用していた薬物を見せてもらうことが大切である。

さて，長期間常用した後に減量する場合，よく用いられている Rickels[155] の減量法では，初めの 2 週間は長期間服用していた量の 1/4 づつ毎週減量し，その後の 2 週間で 1/8 づつ 4 回減量し，減量開始後 4 週間で薬を止めることになる。しかし彼が指摘しているように，服用していた量の半量まで減量した頃から，軽い離脱症状が出る人がいるので，そのような場合は，もっとゆっくりしたペースで減量するとうまく行く事が多い。次はそのような例である。

80 歳の女性，高血圧治療のため近くの内科に通院していて不眠を訴え，ニトラゼパム（ベンザリン）5 mg/日を処方され，それ以後約一年，殆ど毎晩服用していたが，薬の手持ちがなくなり服用を中止したところ，初めの 2 日間は変わりなかったが，3 日目の夕方にはマッチの火で物を焦がしたところを家人が発見，大事には到らなかったが，見当識障害が起きたらしく，トイレの前の廊下で放尿，家族が心配し精神科受診となった。

以前通りの服薬を再開して10日あまりで行動は落ち着き，夜もよく眠れるようになった。減量は，ニトラゼパムを粉末にして，始めは，毎週1 mgづつの減量，半量の2.5 mgになる直前からは，0.5 mgづつ減量し，途中で軽い離脱症状が現れたら，それが消失するまでは，次の量に減量しない方針で行い，結果として，4 mg/日，3 mg/日，2.5 mg/日，2 mg/日，1.5 mg/日を各1週間づつ，1 mg/日，0.5 mg/日を2週間づつ続け，結局9週間後にはすっかり中止できた。

　一方，抗精神病薬によるアカシジアがベンゾジアゼピン系薬物で抑えられている場合もある。統合失調症の患者などで，既に投与されているベンゾジアゼピン系薬物（特に常用量の上限以上の場合）を減量する際にはアカシジアの出現に注意しながら慎重に行なうことである。抗精神病薬などの投与量を調節して後，初めてベンゾジアゼピン系薬物の減量が可能であったケースもあった。

第10章 ベンゾジアゼピン系薬物の使用を控える話

コーヒーの飲みすぎ，息の吸いすぎ，トイレに行きすぎに注意

　ベンゾジアゼピン系薬物は不安にもとづく自律神経症状をやわらげるのに役に立つが，身体的に重大な病気を疑って内科を受診した患者では診察や検査の結果その心配がないとの充分な説明がなされれば，不安やそのための自律神経症状は徐々に消えてゆく傾向があり，ベンゾジアゼピン系薬物は投与しなくてすむことが多い。

　最近はコーヒー，紅茶，コーラなどカフェイン含有飲料をたしなむ人が多い。コーヒーを1日に7〜8杯飲んでいる人もまれではない。そのように多量に飲んでいる人の不安や不眠はこのような飲みものを制限するだけで消えてゆく場合がある。またこれらの飲みものと関係なく不安が起こっている場合でも，ベンゾジアゼピン系薬物を投与する場合にはカフェイン含有飲料は減量してもらった方がよい。カフェインはこれらの薬物に拮抗する故である。

　一方，薬物や酒などの助けを借りずに不安を鎮める方法としては，古くから知られているように運動がある。速歩など心拍数を100位に保つ運動を15分間行なえば，安定剤のメプロバメート400 mgを服用したのとほぼ同じ効果が得られたとの報告もある[17]。もちろん身体的にこのような運動をしてさしつかえない人にかぎられる方法である。

　さてベンゾジアゼピン系薬物はさまざまな自律神経症状に対して有効であるが，症状がその人のくせや生活の中で得た習慣のために起こっている場合，他の治療法を試みるのがのぞましい。

　アメリカの精神科医サリヴァンの精神療法は，患者の人間関係におけるくせ，つまり人との関係の持ち方ではどのような特徴があるかを面接で患者と

ともに見つけ出すことから始まる[10]。ところで，人間関係に関するくせにかぎらず，日常生活におけるくせや習慣の中には症状の原因を作るものもある。これは精神科に限った事ではなく，例えば食事の習慣がある種の内科疾患になりやすくなるなど，日常の生活習慣が健康に与える影響は無視できない。患者にその旨指摘するだけで症状が快方に向うこともある。例えば**息を吸いすぎるくせ**について。

29歳，男性。独身で親の家から会社（大企業）に通勤している。中学生時代，自律神経症状のために登校拒否をしたことがある。日頃から「爽快」「快心」などの健康に関する雑誌を購読している。昭和62年はじめ頃から不眠となり，1月7日から14日までニトラゼパム（ネルボン）5mgを毎日服用した。この頃働きすぎで夜ふかしもあり体が消耗していた。1月22日にも夜ふかしをして深夜放送を聞いていたところ，胸がドキドキしてきたので**気を落ちつけようと思って深呼吸をした**ところ，気が落ち着くどころか頭がガンガンしてきて一層不安となり親を起こしてマッサージをさせたりしたがドキドキはおさまらず，夜に内科病院に緊急で入院した。検査の結果，別に何ともないということで1月26日に退院したが，62年5月18日夜に再び不安状態となり，会社が経営する総合病院の内科に入院となった。不安になるといつも息が吸いたりない感じがして手足がじんじんする。口のまわりがじんじんすることもある。頭もガンガンしてくるという。内科ではいろいろ検査の上異常ないということで退院，筆者の診察を受けることになった。

上記のような症状が過呼吸によって起こっている症状かどうか確かめるにはベルギーの精神科医の考案した hyperventilation provocation test という簡単な方法がある[13]。これは患者が仰向けになり，まず息を思う存分吐き出し，その後で普通のリズムで大きな息（胸式呼吸）をする。呼気の際にこれ以上息を吐きだせない位，しっかり吐き出すことがポイントである。これを続けると3分乃至6分位で手足の指や口のまわりがじんじんしてきたり，頭がガンガンしてきて過呼吸の際の症状が再現される。

この患者の場合も，このテストを行い，5分間の過呼吸で手足や口のまわりのじんじんが始まり，不安になった時の症状が再現された。患者はこの過呼吸のテストで同じ症状が再現されたことで症状は息の吸いすぎによるものとわかり，また内科での種々の検査の結果，身体的に何ともないという所見

が得られたことで体に自信をもちはじめた。その後たまに不眠の際トリアゾラム（ハルシオン）0.25 mg 錠の半錠を服用するだけで元気に会社で勤務を続け，半年後には結婚している。

　いわゆる過呼吸症候群を呈しているすべての患者に，上述した過呼吸テストが役に立つわけではない。しかしある程度の成熟した人格の持主にはこのようなテストで症状の原因を示し，人間は過呼吸をすると不快な症状が出るようにできている旨説明すれば，不安をかなり減少させることになる。つまり自分の力では如何ともしがたい症状，またいつおそってくるかもしれない症状と思っていたものが，実は自分の呼吸に原因があり，自分でコントロールができる症状とわかって安心するわけである。このようなテストで不安を減らすことができる場合には，その方がベンゾジアゼピン系薬物など抗不安薬を投与するよりずっとよい方法といえる。ただし既にベンゾジアゼピン系薬物を服用している患者の場合には，急にやめると離脱症状が出たり不安が倍増したりするので少量ずつ慎重に減量する事が大切である。

　次は**トイレに行きすぎ**について。

　不安になると消化器系が刺激され，嘔吐や排泄が起こりやすくなることは人間を含めかなり多くの動物で認められる現象である。生物の進化の過程で胃や腸の内容物が体重のかなりの割合を占めていた時代（そのような生物）では，この内容物を体の中に保ったまま逃げるのと嘔吐や排便によって体を軽くして逃げるのとでは逃げる速度には大きな差があるから，恐怖を感じると嘔吐または排便しやすい個体が生き残ったのであろう。ネズミなど恐怖，不安の場合すぐ排便が起こるのはこのような進化の過程の名残りと解釈されている[218]。

　人間では不安になったり，ストレスをうけるとすぐ排便が起こるようなことはまれであるが，吐き気を催したり，腹痛が起こったり，便がやわらかくなることはよくあることである。腹痛が起こるたびに便所に行って便やおならを出せば一時的には腹痛がおさまる場合もあるが，排便の回数が増加すれば腸の運動は一層促進され，腹痛を起こしたり，便が一層やわらかく，下痢気味になることもある。すなわち過敏性大腸という病像を呈することになる。このような場合にベンゾジアゼピン系薬物がよく処方される。高校生以上の場合には，私は少量のクロミプラミン（アナフラニール）を使用することも

ある。成人の場合，うつ病に使う位の量の三環系抗うつ剤を使用すると効果的という報告もある[39]。小児の場合は腹痛が起こったら必ず便所に行くという習慣を変えるように努めることが先である。便が出そうな感じと腹痛とは小児でも区別がつく。両者が同時に来ておれば便所に行かざるを得ないが，排便やおならを出すことで一時的には腹痛がおさまっても，長い目で見ればむしろ悪化することがあることを説明しておくことである。次は症例について述べる。

14歳，男子。昭和62年2月頃から家でトイレに何回も行くようになった。不安になると一層回数がふえる。1日に10回位行くこともある。便所に行ってもおならだけの時もあるが長い時は1時間半位トイレにすわっている時もある。近くの内科を受診して検査をうけるが内科的に異常が認められていない。やがてトイレが気になって学校へも行けなくなり4月になると1ヵ月に3日位しか学校へ行かなくなった。

4月末，某精神病院を受診，ロラゼパム（ワイパックス）1日2mgの投与をうけ，便所へ行く回数は若干減少した。しかし便はやはりやわらかめのものが出て，トイレのことが気になって学校へ行けない状態は続き，5月も2～3日しか登校しなかった。それでロラゼパムは1日3mg（朝1mg，夕2mg）に増量されたが日中よろけてふらふらしたり，階段から足を踏み外したりすることがあり，6月15日産業医大を受診することとなった。受診時のふらつきなどはロラゼパムの副作用と考え，まずこれを減量することとし，1週間おきに少しずつ減量し，7月初めには1日1mgを就寝時に服用するだけになった。次に，腹痛があれば便所に行くという習慣のために1日10回位行っていたのを，真に便意を催した時だけ行くようにと指示した。その後，徐々に便通の回数が減少し，7月はじめには1日2回位になってきた。間もなく夏休み中には大阪の叔父の家に行って従弟達と生活をともにしたいと本人が希望したので，便のことから気をそらすためにもその方がよいとすすめ，ここでロラゼパムは寝る前0.5mgに減量した。腹痛は徐々になくなり，大阪から帰って8月10日に再び来院した時はほとんどなくなっていた。その後ロラゼパムも中止し，トリアゾラム（ハルシオン）0.25mgを不眠時のみ半錠だけ服用するよう処方した。9月から1週間に1回程度休むことはあるが，他の日は元気に登校するようになった。このように元気に登校する

ようになったのは5ヵ月ぶりとの事である。

　この患者の場合は腹痛が起こった時に便所に行き時間をかけて無理に便を出すのは害にはなっても益にはならないこと，便意を催し自然と便が出そうな時のみ便所に行くことを繰り返しただけで，便の回数も少なくなり下痢気味の傾向もなくなり，腹痛も徐々に減少して1ヵ月あまりで消失してしまった例である。大阪へ行って仲の良い従弟達と遊んだこともトイレに行くのを忘れるのに役立ったと思われる。要するにベンゾジアゼピン系薬物があまり奏効せず，習慣を指摘することによって快方へ向った例と考えられる。

　学校の先生のための講演の際に上記の話をしたところ，自分のクラスにも1日5回位便所へ行く子がいる，どうしたらよいかと早速質問が出た。腸の内容物に原因がある下痢，例えば食中毒などであれば内容物を大便としてすっかり出してしまえばそれですっきりするが，内科医の診察を受けて所見がなく，しかも何ヵ月も続いて便通が多い場合は便を無理に出してしまう習慣に原因がある場合が少なくない，したがって「便所に行ったらお腹に力を入れないで自然に出る分だけ出しなさい。また行きたくなれば行ってかまわないから」と生徒に言うのがよいと答えると，他の先生曰く「ああ，そうですか。私は何回も便所に行く子は『しっかり出してこい！』と言いますが，これが悪いのですね」。これに対し，しっかり出すように努力すれば「ウンのツキ」であると答えたところ，自律神経症状の質問が続出し，和やかで生き生きした講演会になった。

　一方，不安や緊張によって尿意を催すこともある。小猫が驚いた時に失禁したり，蟬が危険を感じると排尿して逃げたりするのと同種の反応が軽い形で起こっているわけである。このような場合も頻回にトイレに行っていると症状は悪化する。次はそのような例である。

　67歳，女性。20年前から頻尿があったが，平成元年11月にレントゲン検査で膀胱憩室が発見された。精神科へは，不眠，不安および食欲不振を主訴として内科医の紹介で平成2年4月来院したが，当時スルピリド200 mg/日，クロチアゼパム（リーゼ）15 mg/日，トリアゾラム（ハルシオン）0.25〜0.5 mg/日を服用していた。胸がドキドキする。不安発作が起こる，後頭部がだるくて熱っぽい，息が吸いたりないなど不安症状を訴え，多弁であるが，特に焦燥感は認められないので，不安状態と考えた。昼間の頻尿に

加えて，夜間も一晩で10数回便所に行くという。検尿結果は異常を認めない。まず排尿の回数を昼間も夜も少なくするように努力してもらうことにした。この訓練開始から1週間後，夜間のトイレの回数は3回に減少したが，その後も減少傾向が認められ，夜間の睡眠は徐々に改善した。排尿回数を少なくするだけで，残尿感がこれほど改善するとは思わなかったと述べている。ベンゾジアゼピン系薬物については約10日間で1錠の割合で減量し，結局は就寝時にクロチアゼパム（リーゼ）を1錠服用するだけで，夜は眠れるようになり，食欲もだいたい普通になっている（平成2年7月）。上記の2例のようにトイレに頻回に行きすぎる習慣がついてしまうと，意識してそれを治さないかぎり長期間続く傾向がある。

第11章 抗てんかん剤でイライラ,興奮が起こる話

1990年頃のことであるが,あるてんかんの専門家がてんかん患者の行動について発表していたので,抗てんかん剤の影響について質問したところ,大した影響はないとの事であった。重ねてプリミドンやフェノバルビタールによって多動になった小児はなかったかと念をおしたが,特にそのような印象はうけていないとの答えであった。長い診療経験があっても,誰かが指摘してそちらに注意を向けなければ,気づかないこともあるものである。現在ではこれらの薬の行動に及ぼす影響についての研究が進んだこともあって,一部の患者の行動に変化をきたすことに気付いている臨床家は少なくない。

1. フェノバルビタール(ルミナール),プリミドン(マイソリン)とイライラ,興奮について

フェノバルビタールやプリミドンを服用しはじめると行動が荒っぽくなり,イライラやかんしゃくが激しくなる小児がいる。このような場合薬物をフェニトインやカルバマゼピン(デグレトール)にかえると以前の状態にもどる。家族は(場合によっては医師も)行動の変化の原因はひきつけが起こるようになったからである,と考えがちで,もちろんそのようなこともあり得るが,そう考える前に服用しはじめた薬物の影響をまず考えるべきであろう[77]。

薬物としてフェノバルビタールやプリミドンの処方が出ている場合,これを他の薬物にかえられるかどうか考えるべきであろう[63]。

幼少期からフェノバルビタールを投与されていても,思春期頃になって,

図9

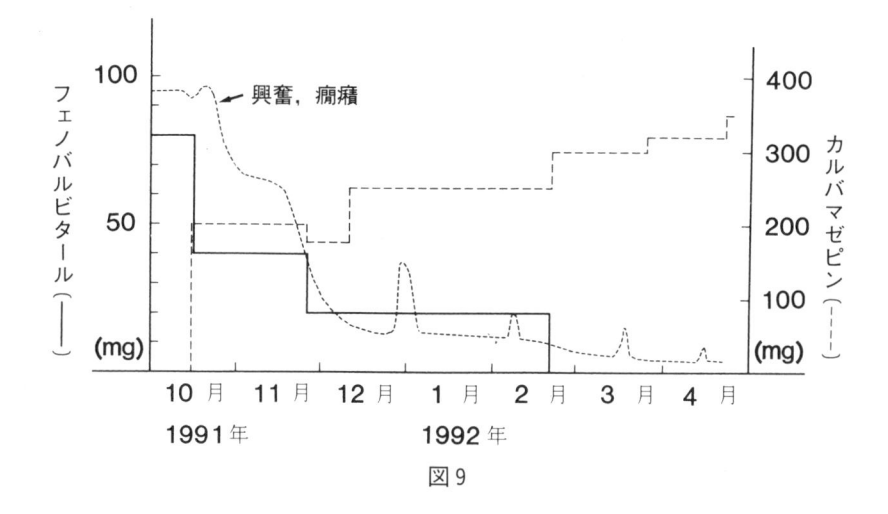

　はじめてその影響が目立ってくることもある。次は思春期に行動が特に荒っぽくなり母親の手におえなくなって精神科を受診した例である。

　14歳の女子。お産は難産で未熟児で出産。生後10ヵ月に四肢に不随意運動が認められ，脳性小児麻痺と診断される。1歳5ヵ月に全身けいれんあり，それ以後フェノバルビタールが投与されている。発育の遅れは認められたが，舌，口の不随意運動のため，声の高さが上下し，話のテンポは遅い。四肢の不随意運動のため歩行はぎこちないが可能。小学校3年頃から年に1,2回，教室を急に抜け出したり，手がつけられないような興奮をすることがあった。中学校1年の頃も2,3回そのようなことがあった。平成3年9月（中学2年生）頃から，かんしゃくがはげしくなってきた。学校で物を投げたり，泣き出したり，指示に従わず勝手な行動をとる。家でも同様に行動がかわってきた。10歳と8歳の弟がいるが，弟たちがテレビを見ているのに急にテレビを消したり，弟たちのいやがる事をする。弟たちが反論すると弟たちの大切なものを投げたり，こわしたりする。このために以前から本人のカウンセリングを担当していた心理士からの紹介で産業医大を受診。心理士のアドバイスにより，学校ではこのような行為は自分に注意を向けるための行動であると解釈して，できるだけ無視する方向で対処したが行動は一向に改善する様子がなかった。

上記のようなかんしゃくが起きた相対的な頻度を母親が図示したのが図9である。それまでの抗けいれん剤の処方は，

　　　　フェノバルビタール　　　　80 mg
　　　　ジフェニルヒダントイン　　100 mg

のみであったが，10月16日にフェノバルビタールが40 mgに減量され，テグレトールが200 mg投与された。その後のこれらの薬物の投与量が一緒に図示されているが，テレグトールの量はあまり変わらないのに，フェノバルビタールの減量とともに行動が落ちついてきている。ちなみにテレグトールの血中濃度は200 mg投与時に1.6 μg/dl，300 mg投与時に2.6 μg/dlで，いずれも抗てんかん剤としての有効濃度を下回っていた。心理士によれば11月の終わり頃からはかんしゃくが著明に減少した，との事であった。その後平成4年2月20日にはフェノバルビタールが中止になった。図に示されているように，その後の行動は一層落ちついたようである。

フェノバルビタールやプリミドンに比べれば問題は少ないが，ベンゾジアゼピン系の薬物（第8章参照）やバルプロ酸（デパケン）でも人によっては落ちつきがなくなることを心に留めておく必要があろう[77]。上述のようなことは小児にかぎったことではなく，成人でも起こることがある。上述のような薬物によって易刺激的になるなどの行動の変化が起こるか否かは個人差が大きい。むしろはっきりした行動の変化が起こる人の方が少数であるが，そのような可能性を文献[64,77]などを参考にして考えることは診療に大いに役立つと思う。

2．バルプロ酸

まれなことであるが，バルプロ酸（デパケン）も中止することにより行動が落ちついてくることがある。次はそのような例である。

11歳男子。2歳半の時熱性けいれんがあり，それ以後時々熱があってけいれんを起こしたことがある。精神発達遅滞（IQ 41）と多動がある。

昭和58年7月脳波検査にて全誘導にpolyspike and waveが認められ，抗てんかん剤を持続的に服用するようになった。この頃の発作は遊んでいる最中，急におびえたようになって母の方に走り寄り，「アー」と言葉になら

ない小さな声を出す。母が抱いてあげると1～2分後におさまる。この他に大発作が起きたこともある。紹介により私が診察した時は次の処方が出ていた。

  カルバマゼピン 400 mg
  フェニトイン 200 mg
  バルプロ酸 800 mg

　紹介された理由は養護学校で先生を足で蹴ったり，乱暴，かんしゃくが激しい，少しのことですぐ怒って教室を出て行くなどである。しかも学校の先生の話によると発作が起こって薬がふえて，1ヵ月位後から乱暴の程度がひどくなったという。私はカルバマゼピンを500 mgに増量し有効血中濃度に達したところで，まずバルプロ酸を徐々に減らしてみた。やがてバルプロ酸を中止（60年6月24日）してから約20日後，随分授業時間中の態度がかわったと学校の先生が母親に伝えている。授業中に落ちつきが出たし，かんしゃくも起こらない。授業が終るまで教室を飛び出すこともなくなった。さらにフェニトインも徐々に減量して中止した（60年8月9日）。フェニトインはカルバマゼピンの血中濃度を低下させることがある[46]。したがってフェニトインを中止するとカルバマゼピンの濃度が上昇することがあり，この患者の場合もそうであった。結局60年10月18日からはカルバマゼピン450 mgのみ投与している。60年7月から61年1月現在まで，それ以前に比べると良い状態が続いている。バルプロ酸が行動に好ましくない影響を与えることもあることを示した症例であった。

　このような現象は既に指摘されていることであり，例えばCoulterら[14]の報告では100例中8例で攻撃的な行動，傾眠や幻覚などが起こっている。他剤に比べて一般的にバルプロ酸は行動に好ましい影響を与える場合が多い[14,37]が，薬による行動の変化には個人差が著明である。薬を服用しはじめて行動が悪化した疑いがあれば，やはり服用している薬の影響である可能性を考え，そのような可能性がより少ない薬物，例えばカルバマゼピンへの変更が可能かどうか考えるべきであろう。

3. カルバマゼピンの静穏作用

次に、てんかんによって易刺激的になっているような場合、カルバマゼピンが役に立つことについて。カルバマゼピンは上述のような易刺激性や多動などの副作用は起こしにくいことは既に述べたが、この薬物が側頭葉に障害が認められるてんかん患者の興奮しやすさを抑えた症例について述べる。

24歳、男性。3年前に自転車に乗っていて転倒、右半身が麻痺しているがCT像では右側頭葉に low density area が認められた。左頭頂葉を打ち、contrecoup のため右側頭～後頭葉に影響が及んだものと考えられる。その後全身けいれん発作が起こり、フェニトインとフェノバルビタールが投与されて脳外科へ入院して機能回復のための訓練をリハビリテーション科で行なっていたが、些細なことで興奮し病院のスタッフにくってかかることが多いために病院側が扱いかねて退院させている。その後三つの病院をかわったが、いずれも病院のスタッフと些細な事で口論し、興奮してなぐりかかったりして数ヵ月以内に退院となっている。入院中には何回か精神科の医師を受診し、上述の処方はそのままでハロペリドールを追加されたが、行動は何ら変化していない。その後本人は薬が効かないといって抗てんかん剤も含めてすべて薬物を止めたが、特に行動に変化はなく6ヵ月後に大発作が起こって再び服薬するようになった。

この症例の場合は薬をやめても別に行動がよくなっていないので、薬物による興奮とは考えにくい。てんかんの患者で興奮を沈めるにはまず、抗てんかん剤をカルバマゼピンにかえるというのがよく用いられている方法[34,63]であるので、フェニトイン、フェノバルビタールを中止してカルバマゼピンを400 mg から処方し 500 mg に増量した。私が診療をはじめてもう2年になるが、興奮する頻度は著明に減少したまま現在まで経過している。

4. 抗てんかん剤服用中に発生した精神病様状態

抗てんかん剤の投与をうけている患者の行動が急に変化したり、精神症状が出現した場合は抗てんかん剤の血中濃度を測定することが大切である。というのは、血中濃度が高すぎると精神症状が出やすいからである。プリミド

ンの血中濃度が高すぎた患者に奇妙な行動や，記憶や注意の減退が出現したり，フェニトインの血中濃度が高くて四肢のアテトイド運動や精神病様状態が出現した報告がある[23]。

　血中濃度が正常であって，症状が出ている場合には，精神症状を出しやすいと考えられている薬物を減量し[112]，中止にもっていけないか考えることである。まず考慮すべき薬物は**エトサクシミド**と**ゾニサミド**である。

　エトサクシミド（ザロンチン）の場合は服用者の約4％に幻覚または妄想状態[66]が起こるという報告がある。幻覚は幻聴が多く，妄想は人から監視されている，スパイを使って探られているという形が最も多いという結果が出ている。このような症状はエトサクシミドを中止（バルプロ酸に切りかえる方法がよく用いられる）すると軽快しはじめるが，患者によっては症状がすっかり消失するのに2ヵ月以上かかることもある[130]。エトサクシミドによって躁状態を呈した報告[131]もあるが，やはりバルプロ酸に切りかえることにより症状は消失しており，脳波は正常化されたままであった[132]。

　エトサクシミドの場合は，投与しはじめて1年以上経過してから精神症状が出現することもあるので，注意を要する。次はそのような例である。

　9歳の女の子。一点を見つめたまま，少しの間意識がなくなるということで小児科医を受診。脳波は典型的な3 Hz spike and waveであったので，次の処方が出された（昭和48年11月）。

1)　フェノバルビタール　　　60 mg
　　フェニトイン　　　　　　80 mg
　　トリメタジオン　　　　　800 mg
　　分3食後
2)　エトサクシミド　　　　　500 mg
　　分2

　やがて発作は消失した。ところが2年後昭和51年3月に隣の家で自分の声を録音していると言いはじめ，小声でしかしゃべらなくなった。また，隣から声が聞こえるという。睡眠も充分とれない夜もある。51年4月5日小児科医と相談の結果，エトサクシミドを中止し，夜よく休めるようにチオリダジンを20 mg就寝時に服用させた。隣家を気にする程度は少しずつ減少してきたが，4月23日になってもまだ隣からの声は聞こえていたのでハロ

ペリドール 0.75 mg を 1 錠だけ追加投与を始めたが，ほとんど効果はなかったようで，すっかり声が聞こえなくなったのは，5月14日，すなわち，エトサクシミドを中止して約40日後のことであった。

またゾニサミドを他剤に追加投与した後に幻覚妄想状態を呈した症例の報告は少なくない[129]。この場合もゾニサミドを他の薬剤に切りかえることによって幻聴が消失することが多い。カルバマゼピンは他の薬剤に比べて精神症状を起こす可能性は低いと考えられているが，それでもまれには錯乱[15]や虫や人が見える幻視[6]が報告されている。

エトサクシミドもゾニサミドも含まず，**フェノバルビタール**や**プリミドン**を含む処方の場合は，これらの薬物を，より悪影響が少ないと考えられている薬物，例えばカルバマゼピンやバルプロ酸に変更することである[112]。次の症例ではフェニトインの血中濃度が高値となり，それにひき続いて精神症状が出現したが，フェニトインの濃度が正常になった後も精神症状は持続し，併用されていたフェノバルビタールの減量とともに精神症状が減少，中止によって消失した。

38歳の女性，3歳時に髄膜炎に罹患し，その後，全身けいれんがはじまり，2～3日に1回位の割合で起こっていた。精神発達も遅れている（IQ 30？）。

　　　フェニトイン　　　200 mg
　　　プリミドン　　　　600 mg
　　　　分2食後

で長期間治療をうけていたが発作がなかなかおさまらない，ということで処方はいろいろかわったが結局，某内科で昭和62年4月22日，

　　　フェニトイン（100 mg）　　3錠
　　　フェノバルビタール（30 mg）　3錠
　　　　分3食後

の処方になったところ5月4日，悪心，めまいを訴え，物が二重に見え，起き上がれないということで血中濃度を測定すると，血中フェニトイン濃度が 44 μg/ml であったために，5月15日フェニトインは100 mg 2錠に減量され内科入院となった。5月28日にはフェニトインの血中濃度は 16.0 μg/ml となった。ところが，5月下旬頃から他の人に見えないものが見えると言いはじめた。また，誰かが話しかけてくると言う。6月1日には病棟でポット

をもったおじさんがウロウロしているのでこわいと言ったり，患者自身がエイズになっているという声がきこえると言いはじめたので産業医大精神科受診。当時は嘔気，めまいなど身体的な訴えはないが，自分がエイズにかかっていると人が言うと訴える。主治医は外泊させると落ちつくと考えて二泊外泊をさせたが，家でもエイズの件など同じことを家族に訴える。また「（病院へ）もどって来い」と主治医の無線が聞こえる，と訴えていた。そのような奇妙な訴えは続いているものの無事に外泊を終えて帰院した。その後退院し，同じ処方のまま精神科に通院するようになった。7月になると徐々に訴えはおだやかになってきたが，やはりエイズその他聞こえるとの訴えは持続した。そこでフェノバルビタールを減量してみることにした。7月17日よりフェノバルビタールを1日2錠半に減量。7月30日より1日2錠，8月17日より1日1錠半，8月28日より1日1錠に減量した。症状としては8月21日まではヘリコプターがとんで来たとかエイズのことを言っていたが，8月末からはそのような訴えは，なくなった。しかし，両親に対して「私のことを悪く言ていたやろ」と言い，いつも自分がじゃまものあつかいにされている，と訴えることはあった。9月18日より1日半錠，10月2日よりフェノバルビタールは中止した。11月下旬からは両親が自分の悪口を言うなど両親に対する被害的な訴えもなくなった。その後，処方はずっと

　　　　フェニトイン（100 mg）　2錠
　　　　　分2　朝，夕

のみで経過を見ているが，平成4年2月現在に至るまで精神症状の再発はない。しかし，けいれん発作は精神病的状態になる以前と同様，10日に1回位の割合で睡眠中に間代強直性けいれんが起こっている。上記の症例では，不眠や不穏状態，興奮などがなく，抗精神病薬は結局使用せずに症状は消失した。

　抗てんかん剤の投与中に精神症状が起こった場合，発作が抑えられ，脳波が正常化された，すなわち強制正常化（forced normalization）の結果とする考え方があるが，上述のように原因と考えられる薬物を他剤に切りかえる，という方法をまず試みるべきであろう。

　てんかんの患者が精神病様状態になった場合，抗幻覚妄想作用を期待してハロペリドールなどが投与されることがあるが，これはあくまでも対症療法

であり，興奮がはげしいなどやむを得ない時期にかぎるべきであろう。
　既に述べたように抗てんかん薬を調節，または変更するのが第一の対策であろう。

第12章　薬が原因ではないかと疑ったら…

薬が原因で起こった症状の治療

　精神症状を起こし得る薬が投与開始または増量された後に患者に症状が出現した場合，その薬を主治医として自分で処方している場合は，その薬を減量または中止する方向へもっていけばよい。その際，薬によっては急に中止できない場合もある。例えば，ベンゾジアゼピン系薬物やバルビツール系薬物であれば，それまでの投与量によっては急に中止した場合，離脱症状の危険があり，L-ドーパの場合は悪性症候群のような症状の報告があり[95,96]，その他，β-遮断薬やH_2拮抗剤，副腎皮質ホルモンなども徐々にしか減量できない。また，患者の身体的な状態によってはすっかり中止することはできない場合もあり，できる範囲で減量することになる。

　薬を処方している人が他の医師である場合は慎重に行動することである。よほどの確信がないかぎり薬が原因であるとその医師にはじめから断定した言い方はすべきではない。精神症状の原因となり得るものは甲状腺や副腎などの内分泌異常，低カリウム血症，高カルシウム血症などの電解質異常，ビタミンB_1，B_{12}やナイアシンの欠乏，進行麻痺，SLE等々たくさんある。また，これらのいずれにもあてはまらず脳動脈硬化以外には所見がないのに，例えばβ-遮断剤などの薬を中止しても一向に幻覚が消失しないこともある。薬を中止して症状がすっかり消失した場合にはその時に結論を出せばよい事である。ただし，薬によっては減量や中止の後，症状は徐々に軽減するにしても，すっかり消失するのに2～3週間かかる場合もある。

　さて，内科医の紹介状から判断して一時的には内科の病気の投薬も自分でひきうけた方がスムーズに行くと思った場合には内科医の許可が得られれば，

患者に内科の薬の投与も自分が担当すると説明した後，問題の薬を減量してゆけばよい。その際注意すべき事は紹介状に書かれている処方通り服用されているとはかぎらないという点である。仕事（勤務）の都合上，1日3回として処方されたものを朝と晩だけ服用する人，1日1～2回だけ服用している人などの場合を考慮すべきで，減量する場合はその当時，実際に服用していた平均の1日量を確かめておく必要がある。また，処方された薬の一部を「服用するとどうも具合が悪い」と服用せずにいる場合は，それがどの薬か見せてもらって確かめることである。紹介状の処方と患者の症状から考えて，ある特定の薬物の副作用を疑ったが，実はその薬を患者は服用していなかったという事もある。

　今まで通り内科医が治療する場合には「当科の治療上（コレコレの薬を）できるだけ減量または中止していただくことができるでしょうか」と伺ってみることである。さて，薬を徐々に減量，または中止した後，症状が軽くなり，やがて消失したとする。この時点で，この事を内科医に報告しておいた方がよい。その薬が幻覚を起こした可能性がありますので，使用を控えて下されば幸いです，と。患者への説明は，今後，主に治療を担当する医師にまかせるのがよい。患者さんの中には，副作用，特に精神症状としての副作用を起こすのは医師の注意がたりないからだと自動的に考える人もいる。また「害になる薬」を処方されたと考える人もいる。長年信頼して治療をうけたファミリードクターが処方した薬によって精神症状が起こったらしいと考えれば，医師不信や薬不信におちいる人もいるであろう。いずれにしろ，一時的に紹介をうけて治療した医師は患者の性格や背景について充分な知識をもたない場合が多い。したがって，症状の原因をどのように説明するかはその薬を処方した医師にまかせるのがよい。特にその医師がファミリードクターとして長く患者の診療にあたっていればなお更のことである。薬に対する反応は個人差が著明であるから，長い経験を積んだ医師が注意深く診療を行なっても，副作用としての精神症状が出現する可能性はある。そのような症状が出現した時にそれに気付き，症状をできるだけ短期間ですます事が大切なのである。

薬が原因で起こった症状の治療

　薬による症状と考えられる場合にはその薬を徐々に減量してゆくことが，まず先である。そのためには，例えばβ-遮断剤をカルシウム拮抗剤など，より精神症状を起こしにくい他の薬に切りかえることが必要になる。原因になっている薬を中止すると徐々に症状が軽快するが，高齢者ではすっかり消失するのに2週間ぐらいかかることもある。このような方法で症状の消失を待つのが原則であるが，興奮が激しい場合など，幻覚や不眠に対する対症療法が必要になることもある。

　高齢者や全身状態が悪い患者も少なくないので以下に述べる対症療法では用量に注意して行うべきである。

　幻覚や**妄想**に対しては，内服が可能ならば，副作用が少ない新規抗精神病薬で治療する方法もある。パーキンソン病患者のドーパによる精神病状態などで，オランザピン[176]やクエチアピン[177,178]が奏効した報告がある。内服が困難な場合はハロペリドール（セレネース）の筋注がよく用いられるが，量が多すぎると錐体外路症状，嚥下障害や発熱など，こちらの副作用の方が重大になるので，1 mg（1アンプルの5分の1）単位で加減することである。

　睡眠障害を合併している場合，不眠も上記の処置で改善される場合が多いが，改善されない場合不眠に対して，例えばレボメプロマジン（ヒルナミン）5 mg錠を夕食後に投与する方法がある。血圧低下，心機能に注意しながら必要に応じ増量する。

　一方，既に述べたように副腎皮質ホルモン，ドーパ，H_2拮抗剤，β-遮断剤，メトクロプラミド，インターフェロンでうつ状態が起こり得るが，その他にもメチル・ドーパなどでうつ状態が起こり得る。**うつ状態**も原因となる薬を中止すれば，徐々に消失して治療は特に必要ない場合が多い。しかし，副腎皮質ホルモン使用中でしかも減量がすぐにできない場合は，うつの治療が必要になる。この場合，内因性症状の場合と同様の治療が行われることが多いが，副腎皮質ホルモンで起こったうつ状態に対して三環系抗うつ剤を使用すれば，かえって症状が悪化することもある。患者の腎機能などから考えてリチウムを使用して差し支えない場合はこれでうつを治療するという方法がある[135]。

躁状態を起こし得る薬物としては副腎皮質ホルモン，ドーパ，ブロモクリプチンなどの他にアルプラゾラム[213,214]がよく知られている。躁病やうつ病の既往症や家族歴がある人では交感神経刺激剤のエフェドリンやフェニール・プロパノールアミンの常用量でも躁病相が誘発されたという報告がある[146~148]。薬物により**誘発された**躁病の治療は内因性の躁病に準ずる。

おわりに

　薬の効果や副作用については，二重盲検による結果の方が通常の症例報告よりも科学的であり正確なことはいうまでもない。この本でも二重盲検の結果，副作用として，精神症状の記載があれば，そのような文献を優先した。しかし，残念ながらそのような文献は多くない。薬の副作用としての精神症状や，行動に与える悪影響に関しては通常の症例報告，すなわち物語的な報告（anecdotal report）の方がずっと多く，これらの症例報告で同じ症状が相次いで確認され，この方面の研究は発展してきた。

　症例報告のうちでも，薬を中止または減量して症状が消失したというだけでなく，その後に再び投与して，症状の再現を確認できた症例の方が一般的により信頼に価する。しかし，この再投与（いわゆる rechallenge）による確認は患者の精神的，または身体的状態によっては好ましくない場合もあり，実行が難しいこともある。この本では，薬物の投与開始や中止の時期と症状との関連がはっきりしており，その後に同様の症状の症例報告があれば，その薬はそのような精神症状を起こし得ると考え，より早い年代の症例報告を優先して文献のリストに含めることにした。副作用を見逃さないためには，起こり得る症状をできるだけ多く紹介し診療に役立てたいと考えた故である。

　一方，このような方針には，薬と関係ない症状を薬による症状と誤って解釈した文献を（まれには）採用しかねない，という欠点がある。私が症例としてこの本で記載した例についても同じことがいえる。この本は薬がどのような精神症状や行動上の変化を**起こし得るか**を述べたもので，**起こしやすい**と主張しているのではない。この本に記載されている症状が自分の担当する患者に見いだされても，薬の減量や中止によって症状の消失が確認されないかぎり，薬による症状と断定しないよう（読者が）注意すれば，上記の欠点は補えるものと考える。

　この本は巻頭でも述べた通り，著者の診療日記が中心になっている。実際の例をあげ，薬による精神症状とは大体こんなものだと大まかに描き出し，

気軽に読める入門書を目指した。したがってこの分野の系統的な展望ではない。この本で取り上げなかったトピックス，例えば抗腫瘍剤による意識障害やせん妄[78,149]，ジゴキシンによる幻覚[108,109]やうつ状態[110]，メチルエフェドリンを含有した市販の喘息薬の濫用による精神病様状態[102~105]，脳代謝改善剤によるせん妄[106]などについてはそれぞれの文献を参照されたい。薬による精神症状全般については融[80]，八木・渡辺[94]，Kapser・Jung[136]の簡単な展望があり，古いものでは de Boor[107]や Shader[108]，新しいものでは Brown & Stoudemire[159]の単行本がある。その他 Goodman らの薬理学の教科書[26]や，Meyler[18]，Martindale[64]などの副作用の専門書が参考になると思う。

　改訂のたびに一部の文献を追加したために文献リストの番号 90 以降は，ABC 順になっていないが，御容赦願いたい。

文　献

1) 阿部和彦, 鈴木尊志：制吐剤による神経症状—メトクロプラミド系薬剤の場合—. 臨床と研究 53(7)：140-141, 1976.
2) Agarwal, S. K.：Cimetidine and visual hallucinations. JAMA 240：214, 1978.
3) Baker, L.A., Cheng, L.Y. and Amara, I.B.：The withdrawal of benztropine mesylate in chronic schizophrenic patients. Br J Psychiat 143：584-590, 1983.
4) Barnes, T.R.E. and Braude, W.M.：Towards a more reliable diagnosis of akathisia (in reply). Arch Gen Psychiatry 43：1016, 1986.
5) Barnhart, C.C. and Bowden, C.L.：Toxic psychosis with cimetidine. Am J Psychiatry 136：725-726, 1979.
6) Berger, H.：An unusual manifestation of tegretol (Carbamazepine) toxicity. Ann Intern Med 74：449-450, 1971.
7) Binder, R.L.：Three case reports of behavioral disinhibition with clonazepam. Gen Hosp Psychiatry 9：151-153, 1987.
8) Bismuth, C. et al.：Dépendance physique aux benzodiazépines. Nouv Press Méd 9：1941-1945, 1980.
9) Braude, W.M. and Barnes, T.R.E.：Late onset akathisia—An indicant of covert dyskinesia：two case roports. Am J Psychiatry 140：611-612, 1983.
10) Chapman, A.H.：The treatment techniques of Harry Stack Sullivan. Brunner/Mazel, New York, 1978.
11) Chouza, C., Scaranelli, A., Caamano, J.L., De Medina, O., Aljanati, R. and Romeo, S.：Parkinsonism, tardive dyskinesia, akathisia and depression induced by flunarizine. Lancet 1：1303-1304, 1986.
12) Clark, L.D., Quarton, G.C. et al.：Further observations on mental disturbances associated with cortisone and ACTH therapy. New Engl J Med 249(5)：178-183, 1953.
13) Compernolle, T., Hoogduin, K. and Joele, L.：Diagnosis and treatment of the hyperventilation syndrome. Psychosomatics 20：612-625, 1979.
14) Coulter, D.L., Wu, H. and Allen, R.J.：Valproic acid therapy in childhood epilepsy. JAMA 244：785-788, 1980.
15) Dalby, M.A.：Antiepileptic and psychotropic effect of carbamazepine (tegretol) in the teatment of psychomotor epilepsy. Epilepsia 12：325-334, 1971.

16) De Bard, M.L.: Diazepam withdrawal syndrome: A case with psychosis, seizure, and coma. Am J Psychiatry 136: 104-105, 1979.
17) de Vries, H.A. and Adams, G.M.: Electromyographic comparison of single doses of exercise and meprobamate as to effects on muscular relaxation. Am J Phys Med 51: 130-141, 1972.
18) Dukes, M.N.G. et al. (eds.): Meyler's side effects of drugs: An encyclopedia of adverse reactions and interactions. 14th edition. Elsevier, Amsterdam, 2000.
19) 遠藤俊吉，久保田巌，加藤泰基：Nitrazepam 5mg 連用により離脱時激しい筋攣縮ならびにミオクロニーを呈した高齢者の1例．精神医学，21：1117-1119, 1979.
20) Fleminger, R.: Visual hallucinations and illusions with propranolol. Brit Med J 6: 1182, 1978.
21) Fox, K.A. and Snyder, R.L.: Effect of sustained low doses of diazepam on aggression and mortality in grouped male mice. J Comp Physiol Psychol 69: 663-666, 1969.
22) Fox, K.A. et al.: Increased aggression among male mice fed chlordiazepoxide. Eur J Pharmacol 11: 119-121, 1970.
23) Franks, R.D. and Richter, A.J. et ak.: Schizophrenia-like psyhchosis associated with anticonvulsant toxicity. Am J Psychiatry 136: 973-974, 1979.
24) 藤井康男：Nitrazepam を分裂病者に連用するのは適当か．精神経誌，84：162-183, 1982.
25) Gershon, E.S. and Goldstein, R.E. et al.: Psychosis with ordinary doses of propranolol. Ann Intern Med 90(6): 938-939, 1979.
26) Hardman, J.G. and Limbird, L.E. et al. (eds.): Goodman and Gilman's The pharmacological basis of therapeutics. 9th edition. McGraw-Hill Companies, New York, 1996.
27) Girke, W. and Xenakis, Ch.: Nebenwirkungen der L-Dopa-Therapie. Dtsch med Wochenschr 100: 2165-2169, 1975.
28) Griffiths, R.R. et al.: Differential effects of diazepam and pentobarbital on mood and behavior. Arch Gen Psychiatry 40: 865-873, 1983.
29) Guaitani, A. et al.: Increased aggression and toxicity in grouped male mice treated with tranquilizing benzodiazepines. Psychopharmacologia (Berl.) 19: 241-245, 1971.
30) Harada, S., Agarwal, D.P., and Goedde, H.W.: Aldehyde dehydrogenase

deficiency as cause of facial flushing reaction to alcohol in Japanese. Lancet 2 : 982, 1981.

31) Harada, S. et al. : Possible protective role against alcoholism for aldehyde dehydrogenase isozyme deficiency in Japan. Lancet 2 : 827, 1982.

32) Hall, R.C.W. and Joffe, J.R. : Aberrant response to diazepam : A new syndrome. Am J Psychiatry 129 : 738-742, 1972.

33) Hall, R.C.W. and Popkin, M.K. et al. : Presentation of the steroid psychoses. J Nerv Ment Dis 167(4) : 227-236, 1979.

34) Heipertz, R. : Zur Behandlung aggressiver und autoaggressiver Kinder ; in Nissen G et al(eds). Psychiatrie des Schulalters. Verlag Hans Huber, Bern, 1984.

35) Hinshelwood. R.D. : Hallucinations and propranolol. Brit Med J 2 : 445, 1969.

36) Huber, G. : Antihistaminkörperpsychose und die Frage der allergisch bedingten Funktionsstörungen des Zentralnervensystems nach Arzneimitteln. Nervenarzt, 23 : 283-287, 1952.

37) Jeavons, P.M., Clark, J.E. and Maheshwari, M.C. : Treatment of generalized epilepsies of childhood and adolescence with sodium valproate (Epilim). Dev Med Child Neurol 19 : 9-25, 1977.

38) Jellinek, T. : Mood elevating effect of trihexyphenidyl and biperiden in individuals taking antipsychotic medication. Dis Nerv Syst 38 : 353-355, 1977.

39) Jenike, M.A., Vitagliano, H.L., Rabinowitz, J., Goff, D.C. and Baer, L. : Bowel obsessions responsive to tricyclic antidepressants in four patients. Am J Psychiatry 144 : 1347-1348, 1987.

40) Jones, I.H., Stevenson, J., Jordan, A., Connell, H. M., Hetherington, H. D. G. and Gibney, G.N. : Pheniramine as hallucinogen. Med J Australia 1 : 382-386, 1973.

41) Kales, A. et al. : Early morning insomnia with rapidly eliminated benzodiazepines. Science 220 : 95-97, 1983.

42) Kochansky, G.E. et al. : The differential effects of chlordiazepoxide and oxazepam on hostility in a small group setting. Am J Psychiatry 132 : 861-863, 1975.

43) 小島卓也, 渥美義賢, 一瀬邦弘, 内山真, 島薗安雄：覚醒と睡眠からみた意識変容状態—中枢性抗コリン剤の biperiden 投与について. 精神医学, 25 : 197-206, 1983.

44) Kraus, R.P. and Grof, P. : Discontinuation of drugs and DST results. Am J Psychiatry 142 : 518, 1985.

45) Kurland, M.L. : Organic brain syndrome with propranolol. N Engl J Med 300

(7) : 366, 1979.
46) Kutt, H. : Interaction between anticonvulsants and other commonly prescribed drugs. Epilepsia 25 : 118-131, 1984.
47) Lawrence, E.A., Sadja, L. and Wilets, G. : Cimetidine toxicity manifested as paranoia and hallucinations. Am J Psychiatry 137 : 1112-1113, 1980.
48) Lin, J.T-Y and Ziegler, D.K. : Psychiatric symptoms with initiation of carbidopa-levodopa treatment. Neurology 26(7) : 699-700, 1976.
49) Lippmann, S. and Moskovitz, R. et al. : Tricyclic-induced myoclonus. Am J Psychiatry 134(1) : 90-91, 1977.
50) Lister, R.G. and File, S.E. : The nature of lorazepam-induced amnesia. Psychopharmacology 83 : 183-187, 1984.
51) Livingston, R.L. and Zucker, D.K. et al. : Tricyclic antidepressants and delirium. J Clin Psychiatry 44 : 173-176, 1983.
52) Lott, G.M., Krug, E.S. and Glenn, H.R. : A case report of drug delimium clinically interpreted as being due to pyribenzamine. Journal-Lancet 68 : 342-343, 1948.
53) Mann, S.C. and Boger, W.P. : Psychotropic drugs, summer heat and humidity, and hyperpyrexia : A danger restated. Am J Psychiatry 135(9) : 1097-1100, 1978.
54) Martimasso, J.F., Carrera, N., and de la Puente, E. : Posible parkinsonismo por cinaricina. Medicina clinica (Barcelona) 85 : 614-616, 1985.
55) Maurice, W.D. and Chan, C.H. : Diazepam withdrawal psychosis : A case report. Am J Psychiatry 134 : 573, 1977.
56) Mellerio, F. : Apport de l'électroencéphalographie dans les accidents de sevrage des tranquillisants. Rev EEG Neurophysiol 10 : 95-103, 1980.
57) Menzies-Gow, N. : Cimetidine and mental confusion. Lancet 2 : 928-1977.
58) Morgan, K. and Oswald, I. : Anxiety caused by a short-life hypnotic. Br Med J 284 : 942, 1982.
59) Pearce, I. and Pearce, J.M.S. : Bromocriptine in Parkinsonism. Br Med J 27 : 1402-1404, 1978.
60) Petursson, H. and Lader, M. H. : Withdrawal from long-term benzodiazepine treatment. Br Med J 283 : 643-645, 1981.
61) Pevnick, J.S., Jasinski, D.R. and Haertzen, C.A. : Abrupt withdrawal from therapeutically administered diazepam. Arch Gen Psychiatry 35 : 995-998, 1978.
62) Price-Evans, D.A. : Individual variations of drug metabolism as a factor in drug

toxicity. Ann NY Acad Sci 123 : 176, 1965.
63) Reynolds, E.H. : The pharmacological management of epilepsy associated with psychological disorders. Brit J Psychiatry 141 : 549-557, 1982.
64) Parfitt, K. (ed.) : Martindale : The extra pharmacopoeia. 32th edition. The Pharmaceutical Press, London, 1999.
65) Robinson, T.J. and Mulligan, T.O. : Cimetidine and mental confusion. Lancet 2 : 719, 1977.
66) Roger, J. and Grangeon, J. et al. : Incidences psychiatriques et psychologiques du traitement par l'éthosuccimide chez les épileptiques. Encephale 57 : 407-438, 1968.
67) Rondot, P. and de Recondo, J. et al. : Mental disorders in Parkinson's disease after treatment with L-DOPA. Advances in Neurology 40 : 259-269, 1984.
68) Schmit,U. et al. : Angst und Ärger : Psychobiologische Studien zur Frage der spezifischen angstlösenden Wirkung von Tranquilizern. Nervenarzt, 55 : 143-149, 1984.
69) Schöpf, J. : Ungewöhnliche Entzugssymptome nach Benzodiazepin-Langzeitbehandlungen. Nervenarzt 52 : 288-192, 1981.
70) Schulze, B. : Zur Frage medikamentös induzierter cerebraler Reaktionen : Ein Fall von myoklonischem Status unter Behandlung mit tricyclischen Antidepressiva. Nervenarzt 43 : 332-336, 1972.
71) Shearer, R.M., Bownes, I.T. and Curran, P. : Tardive akathisia and agitated depression during metoclopramide therapy. Acta Psychiatr Scand 70 : 428-431, 1984.
72) Singh, M.M. and Smith, J.M. : Reversal of some therapeutic effects of an antipsychotic agent by an antiparkinsonism drug. J Nerv Ment Dis 157 : 50-58, 1973.
73) Singh, M.M. and Stanley, R.K. : A comparative study of haloperidol and chlorpromazine in terms of clinical effects and therapeutic reversal with benztropine in schizophrenia. Theoretical implications for potency differences among neuroleptics. Psychopharmacologia 43 : 103-113, 1975.
74) Singh, M.M. and Stanley, R.K. : A longitudinal therapeutic comparison between two prototypic neuroleptics (haloperidol and chlorpromazine) in matched groups of schizophrenics. Nontherapeutic interactions with trihexyphenidyl. Theoretical implications for potency differences. Psychopharmacologia 43 : 115-123, 1975.
75) Steinbrecher, W. : Akinetonpsychosen. Dtsch med Wochenschr 85 : 1399-1400, 1958.

76) Stephens, D.A.: Psychotoxic effects of benzhexol hydrochloride (Artane). Br J Psychiatry 113: 213-218, 1967.
77) Stores, G.: Behavioural effects of anti-epileptic drugs. Dev Med Child Neurol 17: 647-658, 1975.
78) Strian, F. and Maurach, R.: Neurotoxische Nebenwirkungen der zytostatischen Therapie. Fortschr Neurol Psychiat 49: 152-163, 1981.
79) 寺尾岳, 谷幸夫:常用量の Benzodiazepin 系薬剤を中断したことにより, 精神病様状態を呈した2例. 産業医科大学雑誌, 10(3): 337-340, 1988.
80) 融道男:薬剤副作用の軽減化（上）薬剤による精神症状と対策. 医薬ジャーナル, 25: 971-976, 1989.
81) Van Putten, T. and Marder, S.R.: Towards a more reliable diagnosis of akathisia (letter to the editor). Arch Gen Psychiatry 43: 1015-1016, 1986.
82) Van Tiggelen, C.J.M.: The Bracha reflexes. Neurological indicators of localisation of brain damage. Implications for diagnosis and therapy of organic mental disorders. Akt Gerontol 13: 195-200, 1983.
83) Vesell, E.S. and Page, J.G.: Genetic control of drug levels in man: Phenylbutazone. Science 159: 1479, 1968.
84) Warnes, H.: Toxic psychosis due to antiparkinsonian drugs. Canad Psychiat Ass J 12: 323-326, 1967.
85) Weil, H.R.: Unusual side effect from Benadryl. JAMA 133: 393, 1947.
86) Winokur, A. et al.: Withdrawal reaction from long-term, low-dosage administration of diazepam. Arch Gen Psychiatry 37: 101-105, 1980.
87) Wirth, J.F.: Utilisation des antiparkinsoniens de synthèse comme antidépresseurs. Ann med-psychol 137: 245-250, 1979.
88) Wood, A.J.J. et al: Medicines evaluation and monitoring group: Central nervous system effects of pentazocine. Brit Med J 1: 305-307, 1974.
89) Wood, C.A., Isaacson, M.L. and Hibbs, M.S.: Cimetidine and mental confusion. JAMA 239: 2550-2551, 1978.
90) Mahgoub, A. et al.: Polymorphic hydroxylation of debrisoquine in man. Lancet, ii: 584-586, 1977.
91) Alvan, G. et al.: High plasma concentrations of β-receptor blocking drugs and deficient debrisoquine hydroxylation. Lancet, i: 333, 1982.
92) Lennard, M.S. et al.: Oxidation phenotype—A major determinant of metoprolol metabolism and response. N Engl J Med 307: 1558-1560, 1982.

93) Nurnberger, Jr., J.I. et al.: Behavioral biochemical and neuroendocrine responses to amphetamine in normal twins and, 'well-state' bipolar patients. Psychoendocrinology 7: 163-176, 1982.
94) 八木剛平, 渡辺衡一郎：内科領域で使われる薬剤の副作用：とくに精神神経症状について. 精神医学 32(3): 281-289, 1990.
95) Toru, M., et al.: Neuroleptic malignant syndrome-like state following a withdrawal of antiparkinsonian drugs. J Nerv Ment Dis 169(5): 324-327, 1981.
96) Friedman, J.H.: A neuroleptic malignant-like syndrome due to levodopa therapy withdrawal. JAMA 254: 2792-2795, 1985.
97) Billings, R.F. and Stein, M.B.: Depression associated with ranitidine. Am J Psychiatry 143: 915-916, 1986.
98) Jefferson, J.W.: Central nervous system toxicity of cimetidine: a case of depression. Am J Psychiatry 136: 346, 1979.
99) Petite, J.P. and Bloch, F.: Syndrome dépressif au cours d'un traitement par la cimétidine. Nouv Press Med 8: 1260, 1979.
100) Pierce, J.R. Jr.: Case report: Cimetidine-associated depression and loss of libido in a woman. Am J Med Sci 286: 31-34, 1983.
101) Moskovitz, C., Moses, H. and Klawans, H.L.: Levodopa induced psychosis: A kindling phenomenon. Am J Psychiatry 135: 669-675, 1978.
102) 田川不知夫, 永田俊彦, 井上令一：エフェドリンを含有する市販喘息薬の濫用により分裂病様症状を呈した1例. 臨床精神医学 12(2): 227-232, 1983.
103) 上山健一, 冨永秀文, 松本啓, 中江孝行：メチルエフェドリン含有薬剤の長期濫用で幻覚妄想状態を呈した1症例. 九州神経精神医学 30(3, 4): 412-415, 1984.
104) 千頭孝史, 切池信夫：市販鎮咳去痰剤「ブロン液W」の依存により幻覚妄想状態を呈した1症例. 臨床精神医学 15(11): 1803-1810, 1986.
105) 向井泰二郎, 人見一彦：Ephedrine を主成分とする鎮咳去たん剤による精神障害の同胞例. 精神医学 29(10): 1099-1102, 1987.
106) 松沢信彦, 竹中星郎：脳循環代謝改善薬による異常行動, せん妄の誘発. 臨床精神医学 18(12): 1867-1871, 1989.
107) de Boor, W.: Pharmakopsychologie und Psychopathologie. Springer Verlag, Berlin, 1956.
108) Shader, R.I. (ed.): Psychiatric complicatios of medical drugs. Raven Press, New York, 1972.

109) Volpe, B.T. and Soave, R.: Formed visual hallucinations as digitalis toxicity. Ann Intern Med 91: 865-866, 1979.

110) Wamboldt, F.S. et al.: Digitalis intoxication misdiagnosed as depression by primary care physicians. Am J Psychiatry 143: 219-221, 1986.

111) Johnson, D.A.W.: Drug-induced psychiatric disorders. Drugs 22: 57-69, 1981.

112) Diehl, L.W.: Die Bedeutung der Blutspiegeluntersuchungen fur die Therapie epileptischer Verstimmungen und Psychosen. Nervenarzt 56: 383-387, 1985.

113) Cutting, J.: The phenomenology of acute organic psychosis. Comparison with acute schizophrenia. Br J Psychiatry 151: 324-332, 1987.

114) Ananth, J., Edelmuth, E. and Dargan, B.: Meige's syndrome associated with neuroleptic treatment. Am J Psychiatry 145: 513-515, 1988.

115) Geiss, J.D.: Tardive Tourette syndrome. Neurology 30: 562-563, 1980.

116) Klawans, H.L., Falk, D.K., Nausieda, P.A. and Weiner, W.J.: Gilles de la Tourette syndrome after long-term chorpromazine therapy. Neurology 28: 1064-1066, 1978.

117) Kurata, K., Yuasa, S., Kazukawa, S., Kurachi, M. and Fukuda, T.: Meige's syndrome during long-term neuroleptic treatment. Jpn J Psychiatr Neurol 43: 627-631, 1989.

118) Meige, H.: Les convulsions de la face une forme clinque de convulsion faciale. Revue Neurologique 2: 437-443, 1910.

119) Mueller, J. and Aminoff, M.J.: Tourette-like syndrome after long-term neuroleptic drug treatment. Br J Psychiatry 141: 191-193, 1982.

120) Seeman M.V., Patel,, J. and Pyke, J.: Tardive Dyskinesia with Tourette-like syndrome. J Clin Psychiatry 42: 357-358, 1981.

121) Yassa, R.: The Pisa syndrome: A report of two cases. Br J Psychiatry 146: 93-95, 1985.

122) Barton, A., Bowie, J. and Ebmeier, K.: Low plasma iron status and akathisia. J Neurol Neurosurg Psychiatry 53: 671-674, 1990.

123) 佐々木一，伊藤寿彦，児玉和宏，佐藤甫夫：慢性期血液透析中にイソニアジッド投与により精神症状を呈した1例．精神医学 34: 525-527, 1992.

124) Adams, F., Quesada, J.R., Gutterman, J.U.: Neuropsychiatric manifestations of human leukocyte interferon therapy in patients with cancer. JAMA 252: 938-941, 1984.

125) Renault, P.F. al.: Psychiatric complications of long-term interferon alfa therapy.

Arch Intern Med 147 : 1577-1580, 1987.
126) Denicoff, K.D. et al. : The neuropsychiatric effects of treatment with interleukin -2 and lymphokine-activated killer cells. Ann Intern Med 107 : 293-300, 1987.
127) Brøsen, K. and Gram, L.F. : Clinical significance of the sparteine/debrisoquine oxidation polymorphism. Eur J Clin Pharmacol 36 : 537-547, 1989.
128) Bertilsson, L. et al. : Pronounced differences between native Chinese and Swedish populations in the polymorphic hydroxylations of debrisoquin and S-mephenytoin. Clin Pharmacol Ther 51 : 388-397, 1992.
129) 松浦雅人，先崎章，大久保善朗，松島英介，小島卓也，融道男 : Zonisamide 投与中に幻覚妄想状態を呈したてんかんの8例. 精神医学 35 : 413-419, 1993.
130) Wolf, P. : Acute behavioral symptomatology at disappearance of epileptiform EEG abnormality : Paradoxical or "forced" normalization. Adv Neurol 55 : 127-142, 1991.
131) Matthews-Ferrari, K., Karroum, N. : Mania and anticonvulsant therapy. J Am Acad Child Adolesc Psychiatry 31 : 1168, 1992.
132) Karroum, N., Matthews, K. : Mania and anticonvulsant therapy. J Am Acad Child Adolesc Psychiatry 34 : 699, 1995
133) Chiu, L.P.W. : Transient recurrence of auditory hallucinations during acute dystonia. Br J Psychiatry 155 : 110-113, 1989.
134) Thornton, A., McKenna, P.J. : Acute dystonic reactions complicated by psychotic phenomena. Br J Psychiatry 164 : 115-118, 1994.
135) Terao,T., Mizuki,T., Ohji,T. et al. : Antidepressant effect of lithium in patients with systemic lupus erythematosus and cerebral infaction, treated with corticosteroid. Br J Psychiatry 164 : 109-111, 1994.
136) Kasper, S., Jung, B. : Psychiatrisch relevante Nebenwirkungen der nicht psychopharmakologischen Pharmakotherapie. Nervenarzt 66 : 649-661, 1995.
137) Virgin, C.E. Jr. et al. : Glucocorticoids inhibit glucose transport and glutamate uptake in hippocampal astrocytes : Implications for glucocorticoid neurotoxicity. J Neurochem 57 : 1422-1428, 1991.
138) Woolley, C.S., Could, E. and McEwen, B.S. : Exposure to excess glucocorticoids alters dendritic morphology of adult hippocampal pyramidal neurons. Brain Res 531 : 225-231, 1990.
139) Varney, N.R. et al. : Reversible steroid dementia in patients without steroid psychosis. Am J Psychiatry 141 : 369-372, 1984.

140) Bentson, J. et al.: Steroids and apparent cerebral atrophy on computed tomography scans. J Comput Assist Tomogr 2: 16-23, 1978.
141) Schlauch, R.: Hypnopompic hallucinations and treatment with imipramine. Am J Psychiatry 136: 219-220, 1979.
142) Hemmingsen, R. and Rafaelsen, O.J.: Hypnagogic and hypnopompic hallucinations during amitriptyline treatment. Acta Psychiat Scand 62: 364-368, 1980.
143) Albala, A.A., Weinberg, N., Allen, S.M.: Maprotiline-induced hopnopompic hallucinations. J Clin Psychiatry 44: 149-150, 1983.
144) Devlin, I.: Antidepressant melodies. Aust Fam Physician 15: 147-148, 1986.
145) 寺尾岳，上野麻里子：抗うつ薬投与中に音楽性幻聴を呈したうつ病の2例．精神医学 37: 989-991, 1995.
146) Achor, M.B., Extein, I.: Diet aids, mania, and affective illness. Am J Psychiatry 138: 392, 1981.
147) Brown, T.M., Golden, R.N. and Evans, D.L.: Organic affective psychosis associated with the routine use of non-prescription cold preparations. Br J Psychiatry 156: 572-575, 1990.
148) Wood, K.A.: Nasal decongestant and psychiatric disturbance. Br J Psychiatry 164: 566-567, 1994.
149) 吉澤佳子，笠原敏彦：抗がん剤治療中に生じる精神神経症状，精神科治療学 11: 133-139, 1996.
150) Willi, J.: Delir, Dämmerzustand und Verwirrtheit bei körperlich Kranken. (Bleuler, M., Willi, J., Bühler, HR. eds.) Akute psychische Begleiterscheinungen körperlichen Krankheiten. Thieme Verlag, Stuttgart, 1966
151) Flaherty, JA, Lahmeyer, HW.: Laryngeal-pharyndeal dystonia as a possible cause of asphyxia with haloperidol treatment. Am. J. Psychiatry 135: 1414-1415, 1978.
152) Menuch, M.: Laryngo-pharyngeal dystonia and haloperidol. Am. J. Psychiatry 138: 394-395, 1981.
153) Mellor, CS, Jain, VK.: Diazepam withdrawal syndrome: its prolonged and changing nature. CMA Journal 127: 1093-1096, 1982.
154) Böning, J: Entzugsdelirien unter Bromazepam (Lexotanil). Nervenarzt 52: 293-297, 1981.
155) Rickels, K, Case, WG, Schweizer, E, Garcia-Espana, F, Fridman, R: Benzodiazepin dependence: Management of discontinuation. Psychopharmacol. Bulletin 26:

63-68, 1990.
156) Goodwin, FK : Behavioral effects of l-dopa in man. In Shader, RI (ed.) Psychiatric complication of medical drugs. Raven Press, New York, 1972, pp 149-174.
157) Klawans, HL : Psychiatric side effects during the treatment of Parkinson's disease. J Neural Transm (Suppl) 27 : 117-122, 1988.
158) Abe, K : Antipsychotic medications can induce transient psychotic episodes without oculogyric crises. J Nerv Ment Dis 192 : 164-166, 2004.
159) Brown, TM, Stoudemire, A. : Psychiatric side effects of prescription and over-the-counter medications. American Psychiatric Press, Washington, 1998.
160) Meltzer, HY, Luchins, DJ : Effect of clozapine in severe tardive dyskinesia : A case report. J Clin Psychopharmacol. 4 : 286-287, 1984.
161) Lieberman, JA, Salz, BL, Johns, CA, Pollack, S, Borenstein, M, Kane, J : The effect of clozapine on tardive dyskinesia. Br J Psychiatry 158 ; 503-510, 1991.
162) Lamberti, JS, Bellnier, T. : Clozapine and tardive dystonia. J Nerv Ment Dis 181 : 137-138, 1993.
163) Trugman, JM, Leadbetter, R, Zalis, ME, Burgdorf, RO, Wooten, GF : Treatment of severe axial tardive dystonia with clozapine : Case report and hypothesis. Mov Disord 9 : 441-446, 1994.
164) Jaffe, ME, Simpson, GM. : Reduction of tardive dystonia with olanzapine. Am J Psychiatry 156 : 2016, 1999.
165) Van Putten, T, Mutalipassi, LR, Malkin, MD : Phenothiazine-induced decompensation. Arch Gen Psychiatry 30 : 102-105, 1974.
166) Van Putten, T. : The many faces of akathisia. Compr. Psychiatry 16 : 43-49, 1975.
167) Kiriakis, V, Batia, KP, Quinn, NP, Marsden, CD : The natural history of tardive dystonia. A long-term follow-up study of 107 cases. Brain 121 : 2053-2066, 1998.
168) 笠原友幸：Quetiapineが有効であった，遅発性ジストニアの1例．精神医学 44 : 439-442, 2002.
169) Sierra-Biddle, D, Herran, A, Diez-Aja, S, Gonzalez-Mata, JM, Vidal, E, Diez-Manrique, F, Vazquez-Barquero, JL. : Neuroleptic malignant syndrome and olanzapine. J Clin Psychopharmacol 20 : 704-705, 2000.
170) Reeves, RR, Torres, RA, Liberto, V, Hart, RH. : Atypical neuroleptic malignant syndrome associated with olanzapine. Pharmacotherapy 22 : 641-644, 2002.
171) Al-Waneen, R. : Neuroleptic malignant syndrome associated with quetiapine. Can J Psychiatry 45 : 764-765, 2000.

172) Bourgeois, JA, Babine, S, Meyerovich, M, Doyle, J. : A case of neuroleptic malignant syndrome with quetiapine. J Neuropsychiatry Clin Neurosci 14 : 87, 2002.
173) Newcomer, JW, Haupt, DW, Fucetola, R. Melson, AK, Schweiger, JA, Cooper, BP, Selke, G. : Abnormalities in glucose regulation during antipsychotic treatment of schizophrenia. Arch Gen Psychiatry 59 : 337-345, 2002.
174) Wirshing, DA, Boyd, JA, Meng, LR, Ballon, JS, Marder, SR, Wirshing, WC. : The effects of novel antipsychotics on glucose and lipid levels. J Clin Psychiatry 63 : 856-865, 2002.
175) Sernyak, MJ, Leslie, DL, Alarcon, RD, Losonczy, MF, Rosenheck, R. : Association of diabetes mellitus with use of atypical neuroleptics in the treatment of schizophrenia. Am J Psychiatry 159 : 561-566, 2002.
176) Wolters, EC, Jansen, EN, Tuynman-Qua, HG, : Olanzapine in the treatment of dopamingergic psychosis in patients with Parkinson's disease. Neurology 47 : 1085-1087, 1996.
177) Targum, SD, Abbott, JL. : Efficacy of quetiapine in Parkinson's patients with psychosis. J Clin Psychopharmacol 20 : 54-60, 2000.
178) Fernandez, HH, Friedman, JH, Jacques, C et al. : Quetiapine for the treatment of drug induced psychosis in Parkinson's disease. Mov Disord 14 : 484-487, 1999.
179) 福井裕輝, 諏訪太朗, 山村茂樹, 村井俊哉 : Olanzapine により Meige 症候群が著明に改善した精神分裂病患者の1例. 精神科治療学 17 : 75-78, 2002.
180) Euzière, J, Viallefont, J, Vidal, J, Bert, P : Crises oculogyres à direction variable avec troubles psychiques. Arch Soc Sc Med Biol Montpellier 14 : 263-266, 1933.
181) Onuaguluchi, G : Crises in post-encephalitic Parkinsonism. Brain 84 : 395-415, 1961.
182) McCowan, PK, Cook, LC : Oculogyric crises in chronic epidemic encephalitis. Brain 51 : 285-309, 1928.
183) Jelliffe, SE : Psychologic components in postencephalitic oculogyric crises. Arch Neurol Psychiatry 21 : 491-532. 1929.
184) Flach, A, Palisa, C : Zur Psychopathologie des Zeiterlebens im postencephalitischen Blickkrampf. Ztschr Neurol Psychiat 154 : 599-620, 1936.
185) 白土俊明, 寺尾 岳, 大賀哲雄 : 抗精神病薬投与中に発作性知覚変容が出現した躁うつ病の1女性例. 精神医学 36 : 1327, 1994.
186) Rogers, DGC : Oculogyric crises and schizophrenia. Br J Psychiatry 155 : 569-

570, 1989.
187) Benjamin, S : Oculogyric crisis. In Joseph,AB, Young RR (Eds.), Movement Disorders in Neurology and Neuropsychiatry (pp. 93-103). Malden : Blackwell Science, 1999.
188) Pascheff, C : La coïncidence du tic ou syndrome de la déviation périodique des yeux en haut avec des pseudo-hallucinations visuelles dans l'encéphalite léthargique épidémique. Rev Gén Ophtalmol 40 : 333-338, 1926.
189) Marinesco, G, Nicolesco, M : Un cas de parkinsonism accompagné de crises oculogyres et d'hallucinations colorées. Rev neurol 2 : 691-693, 1932.
190) van Bogaert, L : Sur les états hallucinatoires au cours des crises oculogyres de l' encéphalite épidémique. Schweiz Arch Neurol Psychiat 32 : 321-334, 1933.
191) Georgi, F : Ungewöhnliche postencephalitische Symptomenbilder (zugleich ein Beitrag zur experimentellen Erzeugung sog. Schauanfälle). Ztschr Neurol Psychiat 106 : 602-612, 1926.
192) Petit, G, Bauer, E, Chatagnon, PE : Encéphalite épidémique fruste. Encéphale 21 : 708-709, 1926.
193) Schwab, RS, Fabing, HD, Prichard, JS : Psychiatric symptoms and syndromes in Parkinson's disease. Am J Psychiatry 107 : 901-907, 1951.
194) Brody, MW, Freed, H : Paranoid and compulsive symptoms associated with oculogyric crises. Psychiat Quart 15 : 170-176, 1941.
195) Rosner, AA : Unit reaction states in oculogyric crises. Am J Psychiatry 99 : 224-228, 1942.
196) Ewald, G : 'Schauanfälle' als postenzephalitische Störung. (Zugleich ein Beitrag zur Frage psychischer Störungen bei postenzephalitischen Zuständen) Mtschr Psychiat Neurol 57 : 222-253, 1925.
197) Leigh, RJ, Foley, JM, Remler, BF, Civil, RH : Oculogyric crisis : a syndrome of thought disorder and ocular deviation. Ann Neurol 22 : 13-17, 1987.
198) Ödegard, Ö : A case of oculogyric fits in encephalitis accompanied by obsessions and disturbance of ideation. Acta Psychiat Neurol 7 : 855-865, 1932.
199) Sachdev, P : Tardive oculogyric crisis and obsessional thoughts. Br J Psychiatry 158 : 720-721, 1991.
200) van Putten, T, Wirshing, WC, Marder, SR : Tardive Meige syndrome responsive to clozapine. J Clin Psychopharmacol 10 : 381-382, 1990.
201) Mazurek MF, Rosebush PI : Circadian pattern of acute, neuroleptic-induced

dystonic reactions. Am J Psychiatry 153: 708-710, 1996.
202) Kornischka J, Burtscheidt W, Gaebel W : Interferoninduzierte paranoide Psychose. Literaturübersicht und Kasuistik. Nervenarzt 73 : 463-467, 2002.
203) Oller, CI ; Paroxysmal autonomic crises in the postencephalitic state. Report of a case. Arch Neurol Psychiatry 55 : 388-396, 1946.
204) 行正徹, 寺尾岳, 白土俊明, 高橋法人：ジストニーに伴う一過性の幻覚を頻回に生じた精神分裂病の2例. 精神医学 39：251-259, 1997.
205) 樋口久, 清水徹夫, 菱川泰男：知覚変容体験を伴った反復性「発作症状」を示した精神分裂病の2症例——「発作症状」の特徴とbiperidenの効果. 精神医学 30：1213-1219, 1988.
206) 渡辺憲：慢性期分裂病における眼球上転発作ならびに発作性知覚変容体験について——病態生理に関する臨床研究. 精神経誌 93：151-189, 1991.
207) 福迫博, 外園善朗, 竹之内薫, 松本啓, 滝川守国, 児玉祐一：抗精神病薬によって発作性知覚変容が出現した躁うつ病1症例. 精神医学 36：759-761, 1994.
208) 白土俊明, 寺尾岳, 大賀哲雄：抗精神病薬投与中に発作性知覚変容が出現した躁うつ病の1女性例. 精神医学 36：1327, 1994.
209) Higuchi H, Shimizu T, Hishikawa Y : Recurrent paroxysmal episodes characterized by perceptual alteration in three schizophrenic patients on neuroleptic medication. Psychiatry Clin Neurosci 51 : 99-101, 1997.
210) 原田貴史, 友竹正人, 大森哲郎：Olanzapineにより知覚変容発作を来した統合失調症の1症例. 精神医学 45；65-68, 2003.
211) Uchida H, Suzuki T, Watanabe K, Yagi G, Kashima H : Antipsychotic-induced paroxysmal perceptual alteration. Am J Psychiatry 160 : 2243-2244, 2003.
212) 佐藤田実：精神分裂病における挿話性病理現象の症候学について. 精神医学 31：955-964, 1989.
213) Pecknold JC, Fleury D. : Alprazolam-induced manic episode in two patients with panic disorder. Am J Psychiatry 143 : 652-653, 1986.
214) Goodman WK, Charney DS : A case of alprazolam, but not lorazepam, inducing manic symptoms. J Clin Psychiatry 48 : 117-118, 1987.
215) Sternbach H : The serotonin syndrome. Am J Psychiatry 148 : 705-713, 1991.
216) Öhman R, Spigset O : Serotonin syndrome induced by fluvoxamine-lithium interaction. Pharmacopsychiat 26 : 263-264, 1993.
217) Muly EC, McDonald W, Steffens D, Book S : Serotonin syndrome produced by

a combination of fluoxetine and lithium. Am J Psychiatry 150 : 1565, 1993.
218) Jonas AD, Jonas DF : The evolutionary mechanisms of neurotic behavior. Am J Psychiatry 131 : 636-640, 1974.

■索　引■

【和文索引】

あ
アカシジア　15, 26, 29, 30, 63
足ぶみ　27, 29
アルデヒド脱水素酵素　1
アルプラゾラム（コンスタン）　52, 82

い
息の吸いすぎ　65
息を吸いすぎるくせ　65
意識障害　18, 22, 53
イソニアジド（イスコチン）　2, 8, 16, 17
依存　51
インターフェロンα　18
インターロイキン2　18
咽頭の筋肉のジストニア　37

う
うつ症状　7
うつ状態　81
うわごと　22, 23
運動　64

え
エタンブトール（エブトール）　18
エチオナミド（ツベルミン）　18
エチゾラム（デパス）　53, 56

エ
エトサクシミド　75
エフェドリン　82

お
オキサゼパム　50
オランザピン　3, 14, 41, 43, 45, 81

か
過敏性大腸　66
カフェイン含有飲料　64
仮面様顔貌　26
カルバマゼピン（デグレトール）　2, 70, 74
眼球上転発作　25
眼球上転発作に伴う精神症状　43
眼球上転発作を伴わない精神症状　44
顔面紅潮　43, 44

き
記憶力減退　11
喫煙　3
気分高揚作用　15
急性ジストニア　37
強制正常化　77
緊張病症状　43

く
クエチアピン　14, 41, 45, 81
薬による幻覚　7, 8
くせや習慣　65

グランダキシン　55, 56
クロザピン　41, 43, 45
クロチアゼパム（リーゼ）　68, 69
クロフェダノール（コルドリン）　22
クロミプラミン（アナフラニール）　66
クロルジアゼポキシド（コントール）　50
クロルフェニラミン　21, 22
クロルプロマジン　29

け
けいれん発作　53
血圧上昇　43
血中コーチゾール　53
血糖値の上昇　45
幻覚　19, 53, 80
幻覚が現われる時間　7
幻嗅　12, 53
幻視　12, 22, 43, 53
幻触　7, 12, 53
幻聴　22, 43
見当識障害　15, 18
腱反射亢進　8, 17, 22, 53
幻味　53

こ
抗うつ剤　7
抗うつ剤の副作用　16
構音障害　22, 26
後屈性斜頸　25
咬痙　37
抗結核剤　18
抗コリン剤　15

抗腫瘍剤　84
酵素の多型性　1
抗てんかん剤　70
喉頭の筋肉のジストニア　37
抗パーキンソン剤　12, 14
抗ヒスタミン剤　8, 35
興奮　22
高齢者　3, 57, 61
呼吸困難　37

さ
サイクロセリン　18
再投与　83
錯乱状態　19
残尿感　69

し
ジアゼパム　53
視覚領域での異常　60
視覚領域の錯覚　43
ジゴキシン　84
自殺企図　29
ジストニア　25
嗜眠性脳炎　43
シメチジン（タガメット）　19
周期性の精神症状　45
重篤な離脱症状（ベンゾジアゼピン系薬物）　53
出眠幻覚　7, 16
衝動的な行動　29
自律神経症状　43, 44
新規抗精神病薬　45, iii
身体の大きさがかわる錯覚　9
シンナリジン　35

す

スルピリド（ドグマチール） 24, 29

せ

生活習慣 65
セロトニン症候群 16
喘息薬 84
選択的セロトニン再取込阻害剤
　（SSRI） 2, 16
喘鳴 37
せん妄 8, 18, 53

そ

躁状態 82
早朝覚醒 49
速歩 64
ゾニサミド 75

た

体温調節障害 36
炭酸リチウム 42
短時間作用薬 49

ち

知覚の強度 45
遅発性ジスキネジア 15, 38
遅発性ジストニア 38, 40, 41
痴呆様状態 11
注意力減退 11
中途覚醒 12
聴覚領域の錯覚 43

て

デキサメサゾン（オルガドロン） 10

デパス 55, 56
デブリソキン 2
手指の振戦 52

と

トイレに行きすぎ 66
闘争的な行動 19
糖尿病罹病率 45
トゥレット症候群 38
ドーパ 8, 12, 82
トフィソパム（グランダキシン） 56
トリアゾラム（ハルシオン） 49, 56,
　67, 68
トリグリセリド 45
トリヘキシフェニジル（アーテン）
　14

に

二重盲検 83
ニトラゼパム（ベンザリン） 50, 53
入眠幻覚 16
入眠困難 12

ね

年齢 3

の

脳代謝改善剤 84
脳の萎縮 11

は

排尿障害 43
発汗 43, 52
発熱 36

104 索　引

パニック　52
パーフェナジン（P. Z. C.）　29
ハルシオン　55, 56
バルビタール系薬物　2
バルプロ酸（デパケン）　72
パロキセチン　2
ハロペリドール（セレネース）　29

ひ

光や物音に対する過敏性　52
ピサ症候群　38
ビペリデン（アキネトン）　14
頻尿　68

ふ

ファモチジン（ガスター）　19, 20
不安状態　52
不安発作　68
フェニトイン　70, 75
フェニール・プロパノールアミン　82
フェノチアジン系薬物　3, 29
フェノバルビタール（ルミナール）　70
副腎皮質ホルモン　9, 11, 82
不随意運動　22
ブチロフェノン系薬物　29
ブプレノルフィン（レペタン）　4
プリミドン（マイソリン）　70
フルナリジン　35
フルニトラゼパム（ロヒプノール）　32, 58
フルフェナジン（フルメジン）　29, 36
フルラゼパム（ダルメート）　49

プレドニゾロン　9
ブロチゾラム（レンドルミン）　32
プロピベリン（バップフォー）　15
ブロマゼパム（レキソタン）　52, 54
プロモクリプチン（パローデル）　14, 82

へ

ベンザミド系薬物　29
ベンゾジアゼピン系薬物の離脱症状　52
ベンゾジアゼピン系薬物を長期間常用した後の減量　62
ペンタゾシン（ペンタジン）　5
ベンツトロピン（コゲンチン）　14
ペンプトロール（ペタプレシン）　5

ほ

発作中の体験　45
頬の筋肉のジストニア　37
ポララミン　21

ま

満月様顔貌　11

み

ミオクローヌス　53, 56

め

メージュ症候群　38, 41
メチルエフェドリン　84
メトクロプラミド　25, 26
メネシット　12, 13

も

妄想　81
物語的な報告　83
物忘れ　11, 15

【欧文索引】

Akinetonpsychose　14
β-遮断剤　5, 7
CYP3A4　2
CYP1A2　3
CYP2D6　2, 3
H_2受容体拮抗剤　19
HbA1c　46
Meige（メージュ）症候群　38
SSRI　2, 16
anecdotal report　83
encephalitis lethargica　43
epidemic encephalitis　43

ろ

ロートエキス　24
ロラゼパム（ワイパックス）　48, 49, 67

flusher　1
forced normalization　77
hyperventilation provocation test　65
hypnopompic hallucinations　7
intensity of perception　45
laryngeal dystonia　37
non-flusher　1
novel antipsychotic　iii
oculogyric crisis　25
orbicularis oris reflex　30
pharyngeal dystonia　37
rechallenge　83
trismus　37

著者略歴

阿部 和彦(あべ かず ひこ)

1958年	九州大学医学部卒
1963年	大阪市立大学神経精神医学助手
1966〜68年	ロンドン大学付属モーズレー病院客員研究員
1969年	大阪市立大学神経精神医学助教授
1978〜	産業医科大学精神医学教授(1998年3月まで)
1998年	産業医科大学名誉教授
	岩国新生病院院長(1999年3月まで)
1999年	西南女学院大学 保健福祉学部教授 現在に至る

Schizophrenia Research,
Stress and Health,
Neuropsychiatric Genetics,
Psychiatric Genetics
の編集委員(産業医科大学在職当時)

改訂第3版 2004年7月12日
改訂第2版 1996年7月15日
第1版発行 1991年4月30日

©2004

改訂3版
薬と精神症状

定価はカバーに表示してあります。

著 者　阿 部 和 彦

発行者　服 部 秀 夫

発行所　株式会社 新興医学出版社
〒113-0033　東京都文京区本郷6-26-8
電話 03 (3816) 2853

検印省略

印刷　明和印刷株式会社　　ISBN4-88002-472-4　　郵便振替 00120-8-191625

・本書およびCD-ROM(Drill)の複製権・翻訳権・譲渡権・公衆送信権(送信可能化権を含む)は株式会社新興医学出版社が所有します。
・JCLS 〈㈱日本著作出版権管理システム委託出版物〉
本書の無断複写は著作権法上での例外を除き禁じられています。複写される場合は,その都度事前に㈱日本著作出版権管理システム(電話 03-3817-5670, FAX 03-3815-8199)の許諾を得てください。